一次有效的**急救**

往往能够拯救

因意外而濒临逝去的**生命**

中国救护

家庭急救指导

中国医学救援协会　人民卫生出版社　**组织编写**

主　编　李宗浩

副主编　华颂文　张　涛

编　者（按姓氏笔画排序）

王　东	王　紫	王加媛	华颂文	汤　地
汤美婷	李　波	李易娟	李宗浩	李管明
吴　阳	邱振雄	张　涛	张　强	张丽丹
陈树达	周列民	周睿彤	房晓祎	赵景顺
郝秀兰	秦本刚	高明榕	黄少敏	黄姗姗
黄炫杰	黄燕梅	董清华	韩　非	游斌权
谢楚玉	雍　安	廖晓星	廖焕权	

人民卫生出版社

·北　京·

图书在版编目（CIP）数据

中国救护：家庭急救指导 / 李宗浩主编；中国医
学救援协会，人民卫生出版社组织编写 . —北京：人民
卫生出版社，2023.11（2025. 1重印）
　ISBN 978-7-117-35521-6

　Ⅰ.①中⋯　Ⅱ.①李⋯　②中⋯　③人⋯　Ⅲ.①急救–
基本知识　Ⅳ.①R459.7

中国国家版本馆 CIP 数据核字（2023）第 207690 号

人卫智网	**www.ipmph.com**	医学教育、学术、考试、健康， 购书智慧智能综合服务平台
人卫官网	**www.pmph.com**	人卫官方资讯发布平台

中国救护——家庭急救指导
Zhongguo Jiuhu——Jiating Jijiu Zhidao

主　　编：李宗浩
组织编写：中国医学救援协会　人民卫生出版社
出版发行：人民卫生出版社（中继线 010-59780011）
地　　址：北京市朝阳区潘家园南里 19 号
邮　　编：100021
E － mail：pmph @ pmph.com
购书热线：010-59787592　010-59787584　010-65264830
印　　刷：北京顶佳世纪印刷有限公司
经　　销：新华书店
开　　本：889×1194　1/32　　印张：8
字　　数：153 千字
版　　次：2023 年 11 月第 1 版
印　　次：2025 年 1 月第 3 次印刷
标准书号：ISBN 978-7-117-35521-6
定　　价：58.00 元

前　言

个体的生命是脆弱的，它可能因突发急危重症、意外伤害在瞬间丧失；但它也是坚韧的，面对不该到来的严重伤害和死亡，立即采取及时有效的急救措施，生命就有继续下去的可能性。所以要将基本的急救知识和技能从医生手中解放出来，交给公众。与此同时，要将医院抢救濒死伤员、患者的场所前移，移至家庭、社区、公共场所、灾害现场和120紧急救护体系中，而这正是拍摄纪录片《中国救护》和据此编写本书的初衷。

我从事急救医学事业已有一个甲子，六十年来，我目睹了无数急救事件。我深知，公众缺乏急救知识和技能的严重后果，所以始终坚持向公众大力普及急救知识和技能。

我作为学术总顾问，与张涛、华颂文等医生以及120急救人员共同参与了纪录片《中国救护》医学内容的审核工作，在此过程中萌生了编写本书的想法。本书是对纪录片未尽急救知识的补充，能帮助公众更好地应对生活、工作中的突发急危重症和意外情况。

生命的脆弱和坚韧是相互交织的，人文关爱、急救知识和技能必须深入每个人的心中、脑中。

关爱生命，科学救援，让不该过早逝去的生命重现辉煌！

中国医学救援协会会长
纪录片《中国救护》学术总顾问

2023 年 9 月于北京

目　录

第八篇

出血、骨折和转运

附　录

第一篇

猝　死

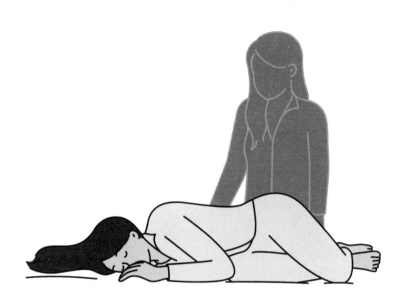

哪些人
更容易发生猝死

意外，总是不期而遇。在我们的日常生活中，不时就能听到、看到有关猝死的报道，如刚工作不久的年轻人因长时间熬夜加班而猝死；优秀选手在马拉松比赛中不幸倒地猝死；40岁出头的企业高管在出差途中猝死……这些猝然离开的人，甚至最后连一句再见都没能说出口，这种情况难免让人感到遗憾。

猝死已经越来越多地发生在青壮年人群中，俨然成为公众无法忽视的医学和社会问题。

猝死究竟离我们有多远？面对猝死，我们可以做些什么？

什么是猝死

猝死，也被称为"突然发生和意外的自然死亡"，是一种非常严重的急症，它突然发生，通常没有明显征兆，是一种无法预料的死亡。猝死既可能是身体内部疾病因素导致的，如心肌梗死；也可能是身体外部原因造成的，如触电、溺水、创伤等。

对于猝死，目前医学界尚无统一的定义。欧洲心血管病理学会将猝死定义为"表面上健康或疾病没有严重到预计会出现致命结果的人群在出现症状后 6 小时内发生的自然死亡"。

世界卫生组织（WHO）将猝死定义为"平素身体健康或貌似健康的人，在症状出现后 1 小时内（目击事件）或观察到个体存活且无症状（无人目击）后 24 小时内突然发生的意外死亡"。

猝死时时刻刻都在发生。据不完全统计，在我国每年就有超过 54 万人死于心源性猝死，而这个比例仍在持续增长中。流行病学调查显示，猝死的高发人群是中老年人，但事实上，猝死可发生于各年龄段，且近年来有逐渐年轻化的趋势。平日我们接触的关于猝死的案例报道多为中青年人，也从一个侧面证明了这一点。

在青少年和年轻人中（年龄<35 岁），猝死的发病率为0.5~8/10 万，急性心肌梗死、心肌病、心肌炎、主动脉夹层破裂是引发猝死的主要病因。随着年龄增长，猝死的发病率逐年增加，在 35~40 岁人群中猝死的发病率约为 1/1 000，到60 岁时猝死的发病率达到 2/1 000，75 岁的老年人其猝死的发病率高达 5/1 000。超过 80% 的心源性猝死患者罹患冠心

病，因此猝死与冠心病在流行病学上有很大的相关性。

特别提醒

冠心病，全称为冠状动脉粥样硬化性心脏病。冠状动脉是向心脏提供血液的动脉，当冠状动脉发生粥样硬化时，会引起管腔狭窄或闭塞，导致心肌缺血、缺氧或坏死，从而引发胸闷、胸痛等不适症状。

小贴士：哪些疾病有可能引发猝死

根据病因，可将猝死分为两大类，即心源性猝死和非心源性猝死。在全世界范围内，心源性猝死约占猝死的80%以上，非心源性猝死约占猝死的20%。一般情况下，我们所说的"猝死"指的就是心源性猝死。

引发心源性猝死的心脏疾病也可以分为两类，即冠心病和其他心脏病。在冠心病中，急性心肌梗死最为常见；其他心脏病则包括心肌炎、心肌病等。

引发非心源性猝死的主要疾病如下。

★神经系统疾病，如脑血管意外。

★呼吸系统疾病，如肺栓塞、支气管哮喘。

★消化系统疾病，如坏死性胰腺炎、食管静脉曲张破裂出血等。

猝死的高危因素

具有以下猝死高危因素的人，即为猝死的高危人群，相较普通人群猝死的可能性更高。

年龄因素　每个年龄段均可发生猝死，但 40~50 岁人群猝死的发生率最高。这一年龄段的人群面临的生活、工作压力通常比较大，而且往往年轻时没有形成良好的生活方式、养成健康的饮食习惯和运动习惯，长此以往积累的身体健康问题会在这个年龄段开始逐渐显露。如果还存在经常熬夜加班、饮食不规律、嗜烟好酒等诱发猝死的危险因素，则更加危险。

 40~50 岁人群猝死的发生率最高。

性别因素　资料表明，男性发生心源性猝死的风险高于女性，这与男性和女性体内的性激素水平相关。女性体内较高的雌激素水平具有一定的心脑血管保护作用。另外，男性生活压力和情绪波动较大，吸烟、酗酒的比例也更高，这都是导致男性猝死风险高于女性的原因。一般认为，女性心脏事件的发病年龄晚于男性 10~20 年，但在绝经后，女性心脏事件的发病率也会逐步升高。

 绝经后女性应更加关注心脑血管系统疾病。

生活方式 吸烟、酗酒和作息不规律等不健康的生活方式是导致动脉粥样硬化的主要危险因素，这些看上去虽然可控，但现实生活中改善起来其实比较困难。长期不健康的生活方式会导致人体逐渐发生一系列病理变化，这些变化一方面促进了心脑血管系统缺血状况的持续发展，另一方面又可在短时间内诱发交感神经过度激活，增加心脏和大脑的耗氧量，加剧心脑供血、供氧不足的问题，从而诱发猝死。

吸烟除了损害呼吸系统外，所产生的各类有害因子，如尼古丁、一氧化碳、芳香胺类物质还会对吸烟者全身血管造成损伤。吸烟人群罹患心肌梗死的风险是非吸烟人群的 3 倍以上。

每天酒精摄入量超过 50g 的人，其发生心肌梗死和脑梗死的危险性随着酒精摄入量的增加而相应增加。研究表明，长期大量饮酒可使血液中血小板水平升高，进而导致心律失常、高血压、高血脂，更容易发生心脑血管急症，引发猝死。

此外，比较常见的不健康的饮食方式，如高油、高盐、高糖饮食，以及久坐、缺乏运动、经常熬夜加班，这些都会提高猝死的发生率。

 特别提醒 保持健康的生活方式有助于降低猝死的发生率。

情绪因素　情绪剧烈波动时，人体的交感神经会过度激活，可诱发冠状动脉痉挛、心室颤动，导致猝死。平时脾气比较急躁、容易冲动的人，更有可能发生猝死。

保持平和稳定的情绪有助于降低猝死的发生率。

过度疲劳和过度运动　过度疲劳者往往生活压力大，同时伴随着体力透支、情绪低落，甚至抑郁、焦虑等不良情绪，严重者亦可诱发猝死。平时缺乏锻炼的人突然过度运动，或者身体本有不适，但仍然坚持剧烈运动，这些不科学的运动行为也是猝死的危险因素，如新闻报道中经常看到的运动性猝死案例。

劳逸结合、适量运动有助于降低猝死的发生率。

肥胖和暴饮暴食　肥胖是猝死的危险因素之一，目前我国有超过一半的成年人存在超重或肥胖问题。肥胖者往往存在进食过多或者运动过少的问题，或伴有某些与进食相关的心理问题，此外，还可能伴随众多潜在的心血管疾病，如高血压、血脂异常和动脉粥样硬化等，这些都会增加这类人群的猝死风险。

保持合理的体重有助于降低猝死的发生率。

慢性病控制不佳　高血压、糖尿病、高血脂等慢性病是猝死的重要危险因素，慢性病控制欠佳的患者往往猝死的危险性更高。只有将慢性病控制好，才能切实降低猝死的发生率。现实生活中，很多人忽视体检，错过了将这些常见慢性病"扼杀"在萌芽状态的机会。很多患者没有症状，就主观地认为自己"没生病"或者"病好了"，这种错误的观念往往会导致各种严重的健康问题，其中就包括猝死。

特别提醒　积极控制慢性病有助于降低猝死的发生率。

小贴士：心源性猝死的高危因素

研究表明，以下情况与心源性猝死的发生相关。

★既往有由于心律失常导致晕厥的病史。

★既往有冠心病，或曾置入冠状动脉支架，轻微活动后会出现胸闷、气喘等心功能不全表现。

★心肌梗死后早期发生室性心动过速。

有研究认为，心肌梗死家族史、遗传性离子通道疾病、心肌病与心源性猝死相关。

猝死前
有哪些征兆

猝死往往来得非常突然，超过一半的人在猝死发生前几乎没有任何特异性征兆。但猝死也并非完全无迹可寻，部分人在猝死发生前会出现心悸、胸痛、呼吸急促、头晕、乏力等表现。存在猝死高危因素的人如果出现以下征兆，需要高度警惕，建议及时就医。

征兆1：胸闷

如果近期突然出现活动后胸闷，休息一段时间可缓解，这种现象往往预示着可能罹患冠心病。突然出现的症状表明冠状动脉内的粥样硬化斑块并不稳定，随时可能破裂，形成血栓，造成冠状动脉管腔狭窄加重甚至闭塞，导致心肌梗死。如果以前偶有胸闷症状，近期胸闷发作更加频繁，程度更加严重，同样提示以前尚属稳定的斑块目前出现了小破裂，并且随时有可能发展为更大的破裂，导致急性心肌梗死。遇到这种情况，应尽快到医院就诊，在医生的建议下及时进行药物或手术治疗。

征兆2：呼吸困难

忽然剧烈咳嗽、呼吸困难、面色由红润转为青紫，烦躁不安等。这有可能是异物阻塞气道、喉头水肿等导致的气体交换障碍，表现为身体缺氧。

征兆3：心慌

心慌往往是心率加快的主观感受，不定期出现的心率加快通常是快速性心律失常的结果。大多数心律失常的危险性较小，一般不会引发猝死，但如果是频繁发作的室性心律失常，则有发展为心室颤动（相当于心搏骤停）的风险。另外，很多老年人出现心慌的原因是心房颤动（一种心跳快慢不一的心律失常），如果心房颤动伴发心脏传导异常，也很容易进展为心室颤动。心室颤动发作后，数分钟之内即可导致患者死亡。因此，频繁心慌发作应及时就诊。

特别提醒
心室颤动表现为心室肌快速而微弱地不规则活动，其结果是心室无排血，是一种导致心源性猝死的致命性心律失常。

征兆4：大量出汗

在心源性猝死发作前，人体往往会出大量冷汗，全身皮肤湿冷不堪，这是心肌梗死发作的典型表现之一。如果既往无心脏病史，但突然出现乏力、大汗淋漓、心前区不适，甚至胸背疼痛等症状，切勿麻痹大意，一定要了解这是身体在向我们发出"警告"，此时应尽快就诊。

征兆5：肢体麻木或瘫痪

脑卒中，尤其是出血性脑卒中，是引起猝死的重要病因。部分脑卒中起病急骤，几分钟内患者就会发生血压增高、肢体瘫痪，在这种情况下若能够及时送医，则患者被成功救治的可能性较大。

部分脑卒中起病缓慢，早期只表现为轻微症状，患者往往并不在意，一旦进展就有可能引发猝死，因此需要多加留心。尤其是既往患高血压、冠心病或心房颤动的患者，脑卒中的发生率本就高于普通人群，如果出现单侧眼睛视物不清、单侧肢体麻木、乏力，或步态不稳、有踩棉花感，应警惕脑卒中的发生。一旦出现这种情况，应该及时就诊，早期识别和规范治疗往往可以取得较好的疗效。

脑卒中为脑血管疾病的主要临床类型，包括缺血性脑卒中和出血性脑卒中，是危害中老年人身体健康和生命安全的主要疾病之一。

征兆6：其他异常表现

平素血压控制不佳的患者如果突然出现剧烈头痛，甚至伴有呕吐，应高度怀疑发生了脑血管意外，有可能引发猝死；突然昏迷可能是多种疾病所致，其中部分病因亦可引发猝死。

总之，及时发现猝死的征兆，需要我们对身体的各种不适时刻保持警惕，如大家一直认为心肌梗死表现为胸痛，但是部分患者却表现为左侧背痛、肩膀痛甚至手臂痛，这提醒我们，一旦出现上述情况或是其他自己无法把握的情况，应该快速反应，及时就医。

小贴士：**预防猝死的 5 种方法**

猝死看似不可预防，但如果能够从生活方式、饮食习惯、运动习惯、情绪管理等方面作出调整，就有可能降低猝死的发生率。

1. 每天保持充足的睡眠，不熬夜。

2. 戒烟、戒酒，饮食应清淡、低脂。

3. 适量运动，保持健康体重；保持健康的血压、血脂、血糖水平，维护心肺功能；定期规律体检。

4. 保持良好心态，避免焦虑、抑郁情绪。

5. 培养兴趣爱好，将其作为减轻压力的有效方式。

猝死的
紧急救治

如果发现周围人忽然失去知觉倒地，作为旁观者，应立即拨打120急救电话，同时让患者平卧，为患者实施心肺复苏。

心肺复苏，是患者呼吸心搏骤停后采取的尽快恢复患者自主呼吸和循环功能的急救措施。目前，我国心搏骤停院外救治成功率不足1%，绝大多数公众需要了解心肺复苏相关的急救知识。

心搏骤停后，脑损伤的程度与体温和环境温度成正比，温度越低，代谢越慢，脑细胞坏死速度越慢，因此在实施心肺复苏使患者心脏复跳后，为患者进行冷敷是抢救的常用手段。

什么是"黄金4分钟"

心搏骤停发生后，患者会在15~20秒内停止呼吸，全身组织器官会受到不同程度的缺氧损害。大脑是人体耗氧量最高的组织，因此脑组织对缺氧最为敏感，猝死发生 4 分钟后脑组织将发生不可逆的损害，之后即使救治成功，也难免会留下神经系统后遗症，如植物生存状态。对于猝死患者来说，如果能够在猝死发生的最初 4 分钟内获得有效的心肺复苏，则恢复的可能性将大幅提高，因此这段时间被称为"黄金 4 分钟"。

特别提醒　抢救越及时，心肺复苏的成功率越高，患者被成功救治的可能性就越大、后遗症也就越少。因此，应该争取在猝死发生后的第一时间进行紧急救治。

小贴士：心肺复苏开始时间与抢救成功率的关系

★如果在心搏骤停发生 1 分钟内进行心肺复苏，抢救成功率极高。

★如果在心搏骤停发生 4 分钟内进行心肺复苏，则抢救成功率降至约 50%。

★如果在心搏骤停发生 4~6 分钟后进行心肺复苏，每延迟 1 分钟，抢救成功率下降约 10%。

★如果在心搏骤停发生 10 分钟后进行心肺复苏，则抢救成功率近乎为 0。

由此可见，应该在患者发生心搏骤停后 4 分钟内给予正确的心肺复苏。

出现猝死征兆时
如何自救

一旦出现猝死的征兆，患者应该保持镇静，安静休息，对于体位没有特殊要求，躺着舒服就躺着，坐着舒服就坐着，但在非必要的情况下一定不要活动。如果附近有吸氧设备，应在家人或周围人的帮助下尽快吸氧，同时可以立即服用随身携带的急救药品，如将硝酸甘油嚼碎后含于舌下，心绞痛患者通常两分钟左右疼痛即可缓解。如果效果不佳，10分钟后可再舌下含服一片，同时需要迅速拨打120急救电话。

小贴士：**硝酸甘油的注意事项**

硝酸甘油的正确服用方法是舌下含服而不是咽下；服用后应注意有可能因血管扩张而导致低血压。

硝酸甘油要避光保存。对于已经诊断为冠心病或慢性心力衰竭的患者，应该随身携带硝酸甘油。为了防止温度过高导致药物失效，硝酸甘油不宜贴身携带。此外，患者应关注药物的有效期、剩余药量，确保在需要的时候可以立即服用。

心肌梗死发作时，患者应第一时间向家人或周围人求救，让他人帮助拨打 120 急救电话。

若一人独处，则应先拨打 120 急救电话，之后服用急救药品。服药后可以打开房门，方便急救人员到达后施救。

如果患者发生心肌梗死，家人或周围人不要随意移动患者，这样做会增加患者的心肌耗氧量，加速心肌坏死，加重病情。

目睹他人
发生猝死时如何施救

　　施救者到达事发现场后，首先应观察周围环境是否安全，包括观察有无明显的威胁生命安全的情况，如火灾、爆炸、交通意外等风险。如在地震等情况下，则需要评估建筑物结构是否安全、稳固，是否存在继续倒塌或倾覆的危险。最后，施救者需要评估环境因素对救治行为的影响，如天气条件是否适合对患者进行现场救治。如果评估后认为现场环境不安全，则应该在条件许可的情况下将患者转移至安全的地点进行紧急救治，以最大程度保证患者和施救者的安全。

第1步：判断患者是否需要进行心肺复苏

　　可以通过以下两方面来判断患者是否需要进行心肺复苏。

　　1. 患者意识丧失，静静地躺在地上一动不动。施救者轻轻拍打患者的双肩，同时在其双耳边大声呼喊："你还好吗？"观察患者有无反应。如果患者无反应，则提示可能出现了意识丧失。

2. 患者无呼吸或呈叹息样呼吸。施救者可采用听和看的方法检查患者的呼吸，如施救者把耳朵凑近患者的鼻孔附近听有无呼吸音；施救者认真观察患者的胸廓有无起伏。

注意以上检查应尽量在 10 秒内完成，如果患者无意识、无呼吸或呈叹息样呼吸，则提示发生了心搏骤停，施救者应立即开始对其进行心肺复苏。

特别提醒

叹息样呼吸表现为一段正常的呼吸中插入一次深大呼吸，并常伴有叹息声的呼吸形式。呼吸呈叹息样，是判断心搏骤停的重要指征之一。如果患者出现叹息样呼吸，则必须在 4 分钟内进行心肺复苏，每延迟 1 分钟，患者的生存率直线下降 10%。

小贴士：什么是心肺复苏

心肺复苏，简称 CPR，是针对呼吸、心搏突然停止的患者所采取的急救措施，即通过心脏按压形成暂时的人工循环，采用人工呼吸代替自主呼吸。心肺复苏一般分为三步，即心脏按压、开放气道和人工呼吸。经如此操作可重建循环和呼吸，恢复患者心脏、大脑等重要器官的供血，使其生命得以延续。

第2步：立即呼救并取得自动体外除颤器

患者突然倒地，通过检查发现其无意识、无呼吸（或呈叹息样呼吸），施救者应该立即向周围人求助，包括快速拨打120急救电话、取来距离事发地点最近的自动体外除颤器（AED）。在符合指征的情况下尽早进行电除颤，可以极大提升患者的抢救成功率。如果事发现场只有施救者一人，可以先进行5个周期的心肺复苏后再拨打120急救电话。

第3步：进行心肺复苏

心脏按压　施救者应迅速将患者转移至平坦结实的地面或硬板上，松软的床垫或沙发会导致后续心脏按压深度不足，影响心肺复苏效果。患者呈仰卧位，头、颈、腰、髋在一条轴线上，头部不能高于胸部。施救者跪在患者身体一侧，双膝分开，与自己肩同宽，自己的身体正对患者的乳头部位。松解患者的上衣和腰带，暴露患者的胸部。

施救者将自己右手掌心对准患者胸部正中、两乳头连线中点，左手叠压在右手掌背上，双手十指相扣，掌根重叠，手指翘起，双上肢伸直，上半身前倾，利用身体的重量垂直向下按压患者的胸廓，确保按压深度为5~6cm，按压频率为每分钟100~120次，每次心脏按压后都要确保患者胸部完全回弹。在回弹过程中施救者的手掌不要离开患者的胸部，以防按压位置发生改变。

施救者应该尽可能避免心脏按压的中断，必要的心脏按压中断事件（如评估患者的心跳恢复情况、人工呼吸、电除颤）时间应该小于10秒。

如果现场有多人可以进行心肺复苏，则应该适时地交替进行（如可以每2分钟更换一次心脏按压人员）。这样可以避免单一施救者长时间进行心肺复苏导致过度疲劳和体力消耗过大，保证心脏按压的效果。

小贴士：哪些情况意味着需要及时换人按压

1. 施救者手臂、手部乏力且抬起时感到困难。

2. 施救者无法保证有效的按压深度，按压频率不稳定。

3. 施救者的呼吸变得不规律，呼吸量不足。

4. 施救者出现疲劳和焦虑情绪。

实施心肺复苏需要耗费大量体力，施救者一旦疲劳，按压频率和深度就会受到影响，因此建议每5个周期换人操作，每个周期包括30次心脏按压和2次人工呼吸。

开放气道　施救者用手指探查患者的口腔，如果口腔内有异物，先要将其清除干净。施救者可以通过仰头举颏法为患者开放气道。具体方法为：施救者将一只手的小鱼际部位放置在患者前额并向下压；另一只手的示指和中指并拢，放在患者颏部并向上提，使其颏部抬起，通常使患者下颌角和耳垂的连线与水平面垂直，清除异物时应避免把异物推向患者口腔深处。

特别提醒 如有迹象提示患者可能存在脊柱损伤，则不应采用仰头举颏法，需要改为双手抬颌法开放气道。

人工呼吸 施救者用一只手的拇指和示指捏住患者的鼻翼，用自己的双唇把患者的嘴完全包住，向患者嘴里吹气 2 次，每次吹气的时间要维持在 1 秒左右，吹气时应见患者胸廓隆起，但是要避免过度通气。吹气完毕，施救者松开患者的鼻翼，让患者被动呼出气体。施救者应该先对患者实施 30 次连续心脏按压，接着实施 2 次人工呼吸。

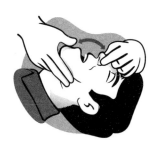

小贴士：人工呼吸的注意事项

在条件许可的情况下，可以使用布巾或其他物品来遮盖需要进行人工呼吸的患者的口唇，以避免直接接触。在使用布巾或其他物品遮盖患者口唇进行人工呼吸时需要注意以下几点。

选择适合的物品 应当选择干净、柔软、轻薄透气、不易破裂的布巾或织物作为遮盖物，并确保物品没有异味、未被污染。

遮盖方法 应将物品完全覆盖在患者从鼻子到下颏的口鼻部位，并压紧，以免空气漏出。

特别提醒 做 30 次心脏按压后进行 2 次人工呼吸（30∶2），如此为 1 个周期，进行 5 个周期后施救者应重新评估患者的呼吸心跳是否恢复。评估方法是判断意识和检查呼吸，评估时间不能超过 10 秒钟。如果未恢复，应重复进行上述操作直至患者恢复自主呼吸和心跳或者专业急救人员到达现场。

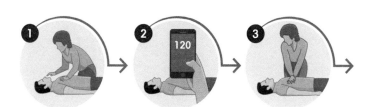

① 判断患者是否需要心肺复苏

② 拨打120急救电话并向周围人寻求帮助

③ 心脏按压

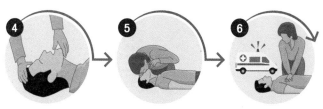

④ 开放气道

⑤ 人工呼吸

⑥ 进行心肺复苏直至患者恢复或急救人员到达

心肺复苏成功的表现

如果患者出现以下表现，代表心肺复苏成功。

★患者出现自主呼吸。

★患者瞳孔由大变小，眼球有转动。

★患者面色由发绀转为红润。

★患者可以说话。

★患者的四肢、头部可以自主活动。

★施救者可扪及患者颈动脉或其他大动脉搏动。

如何使用
自动体外除颤器

1. 拿到距离患者最近的 AED，打开盖子，按下电源键，按照语音及图片提示操作。

2. 根据 AED 机身以及电极板的图示为患者贴上电极片（注意位置准确）。

3. 将电极片的插头接入 AED 主机的插孔中。

4. AED 将利用自带程序对患者的心律进行分析。施救者此时应该用言语示意周围人不要接触患者，等待 AED 的心律分析结果以确定患者是否需要进行除颤。

5. 如果 AED 根据心律分析判断患者需要进行除颤，则会通过语音发出操作提示。施救者在得到"除颤"的指示后，应等待 AED 充电，并确保所有人未接触患者，之后按照提示按下"电击"按键除颤。

6. 除颤完成后，应继续对患者进行 5 个周期的心肺复苏（约 2 分钟），之后 AED 将再次自动分析患者的心律，施救者应遵循 AED 的语音提示操作，直到患者恢复自主呼吸和心跳，或专业急救人员到达现场。

特别提醒 如果 AED 提示患者不需要进行除颤，则施救者应继续实施心肺复苏。不同 AED 的使用方法可能稍有不同，施救者可按照语音提示及图示操作。

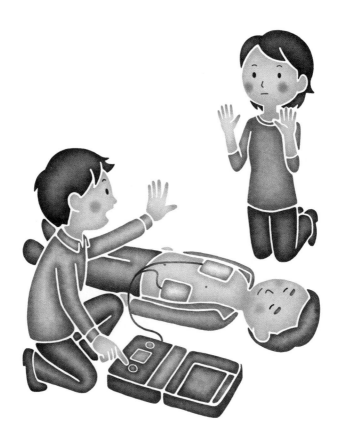

小贴士：使用 *AED* 的注意事项

1. 在贴电极片前，施救者应先清除患者过多的胸毛，确保电极片与皮肤贴合紧密。

2. 如患者胸部有水或汗液，首先应迅速擦干，之后再贴电极片。

3. 不能在水中或金属等导电物体表面使用 AED。如果患者躺在水中，要先将患者抬出，并擦干其胸部的液体后再使用 AED。

4. 应避免将电极片贴在患者植入型除颤器、起搏器和药物贴片上。

5. 应该按照机身以及电极板的图示位置为患者贴电极片。

扫描二维码观看
心肺复苏的
急救知识

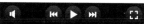

婴幼儿
心肺复苏

与成人相比，婴幼儿突发心搏骤停并不常见，突发呼吸骤停则相对常见。引起婴幼儿呼吸心搏骤停的原因甚多，但与成人不同，多由呼吸问题引起，如新生儿窒息、婴儿猝死综合征、喉痉挛、喉梗阻、气道异物等，其他还有胃食管反流、严重心律失常、中毒、代谢性疾病、心肌炎、心肌病、各种意外损伤等。婴幼儿心肺复苏是对发生急性循环、呼吸功能障碍的患儿采取的急救措施。

婴幼儿呼吸心搏骤停的表现

婴幼儿往往表现为突然昏迷，部分有一过性抽搐，呼吸停止，面色灰暗或发绀，瞳孔散大、对光反射消失；大动脉（颈动脉、股动脉）搏动消失。

一旦发现婴幼儿出现呼吸心搏骤停，应尽量缩短评估时间，尽早开始进行心肺复苏。婴幼儿心肺复苏的要点如下。

判断意识、呼吸和心跳

幼儿的意识和呼吸判断方法同成人。对于婴儿，施救者可以通过刺激足底的方式判断其意识是否存在。施救者可以用手触摸婴儿的肱动脉或者股动脉，判断其是否有脉搏。

心 脏 按 压

定位 幼儿的按压部位同成人。婴儿的按压部位是两乳头连线中点的正下方，施救者将一只手的示指和中指并拢，用指尖垂直向下按压。

深度　通常婴儿的按压深度应达到 4cm，幼儿的按压深度应达到 5cm。

频率　每分钟 100~120 次，按压和放松时间的比例为1∶1，每次按压后应该确保患儿的胸廓完全回弹。

按压/通气比　在单人进行心肺复苏时，应该在进行 30次心脏按压后进行 2 次人工呼吸，即按压∶通气比为 30∶2。在双人进行心肺复苏时，按压∶通气比为 15∶2。

人工呼吸　幼儿的人工呼吸方法同成人，即采用口对口通气法（注意捏紧幼儿的鼻子）。婴儿可采用口对口鼻通气法，即施救者用嘴将婴儿的嘴巴与鼻孔都覆盖住并进行人工呼吸。

无论采用哪种人工呼吸方式，都要确保给予通气后患儿胸廓有起伏。每次通气要持续 1 秒，完成 5 个周期的心肺复苏后评估意识和呼吸。

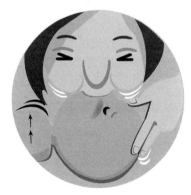

特别提醒　患儿出现心搏骤停，应在不干扰心肺复苏的前提下尽早使用 AED。

孕产妇
心肺复苏

根据国外数据统计，孕妇心搏骤停的发生率似乎每年均有所增加，目前估计每 1.2 万名孕产妇中就有 1 人发生心搏骤停。发生心搏骤停的孕产妇存活率为 17%~59%，胎儿的存活率为 61%~80%。

孕产妇出现哪些情况可能需要心肺复苏

包括妊娠特有的心搏骤停和非产科因素导致的心搏骤停两类。这两类情况均有可能引发猝死，需要立即开展有效的心肺复苏。

妊娠特有的心搏骤停 包括子痫前期/子痫、围产期心肌病、羊水栓塞、产后出血等。

非产科因素导致的心搏骤停 包括创伤、主动脉夹层、心脏疾病、脑血管意外、血栓形成等。

对孕妇进行心肺复苏的要点

在施救者进行心脏按压前，应请助手协助将孕妇隆起的腹部推移向左侧，并注意在整个施救过程中始终保持子宫在孕妇腹部的左侧。

小贴士：为什么要将孕妇隆起的腹部移向左侧

在孕妇隆起的子宫后方，有人体重要的大血管，包括主动脉、下腔静脉以及盆腔血管，妊娠 20 周后隆起的腹部即可压迫以上血管。在进行心肺复苏时，手动将子宫推移向腹部左侧，可以减轻子宫对主动脉、下腔静脉和盆腔血管的压迫，每次心脏按压时可以增加 25% 的心输出量，以确保高质量的复苏效果。

生活中，我们首先要从自己做起，保持健康的生活方式，预防猝死的发生。另外，我们应该掌握必要的猝死急救技能——心肺复苏和 AED 的使用，当发现周围人出现猝死的征兆时，要勇于伸出援助之手，挽救他人的宝贵生命。

第二篇

胸　痛

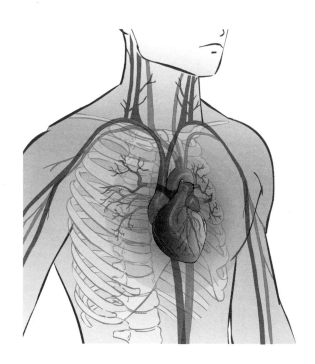

如何判断
是否发生心肌梗死

一个健康的人，其体内的血液可以通过血管顺畅地到达身体的各个部位，此时的血管除了管腔大小正常之外，还应具备以下特点。

良好的弹性 健康的血管应该具备良好的弹性，并能维持一定的压力，能够适应血液的流动，有助于保持正常的血液循环。

血管内壁光滑 健康的血管应该内壁光滑，没有狭窄或堵塞的问题。

在疾病状态下，人体的血管会逐渐变硬、内壁不再光滑，血液的流动出现障碍，进而引发疾病，这就是动脉粥样硬化。如果这种改变发生在冠状动脉，则被称为冠状动脉粥样硬化。

在粥样硬化的基础上，如果冠状动脉发生急性闭塞，导致血流中断，则人体局部心肌将会发生严重而持久的缺血、缺氧，继而出现坏死，即发生心肌梗死。

心肌梗死是冠心病中最为严重的一种类型，医生常说的"急危重症"往往是指需要紧急医疗救治的疾病，其中部分患者所患疾病属于急病，部分患者所患疾病属于危重病，而心肌梗死则属于一种又紧急又危重的疾病，是一种名副其实的和时间赛跑的疾病。

心肌梗死是引发猝死的主要原因，患者一旦发生心肌梗死，早一分钟治疗，则会多一分生存的可能；晚一分钟治疗，则可能随时失去生命。

小贴士：心肌梗死的常见类型

心脏可以划分为前壁、前间壁、侧壁、下壁和后壁，以下为两种比较常见的心肌梗死类型。

下壁心肌梗死 指的是在心脏下壁位置出现了坏死，可以由右冠状动脉、回旋支或前降支病变导致。患者常出现心前区压榨性疼痛，伴有濒死感、心律失常、心力衰竭等症状，可以引发猝死。

前壁心肌梗死 指冠状动脉前降支急性闭塞导致的心肌梗死，会导致前壁较大范围的心肌坏死，出现严重的收缩功能不全、心室颤动等恶性心律失常，这种情况普遍会危及生命。

心肌梗死的典型表现

很多人希望通过一些特殊表现判断自己是否发生了心肌梗死，但事实上有一部分患者在发病前往往没有任何症状，而一旦发病则性命堪忧。

不过我们也不要悲观，在发生心肌梗死的过程中，身体还是会给到我们一些报警信号，只要我们留心观察、多加注意，就一定能够发现心肌梗死的蛛丝马迹，及时就医接受规范治疗就有可能挽救生命。

★突发心前区或胸骨后剧烈疼痛，疼痛可向肩、臂及背部放射，可伴有胸闷、憋气，疼痛性质为绞窄感、压迫感、紧缩感、窒息感或烧灼样，可伴有恐惧感或濒死感。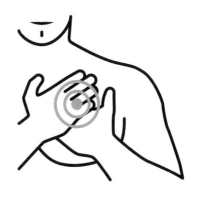

★疼痛持续时间较长，通常超过 30 分钟，甚至可达数小时、数日。经过休息和/或含服硝酸甘油后无明显缓解。

★患者常伴有烦躁不安、口唇青紫、出汗、恶心、呕吐等。严重者可出现明显的心率增快或减慢、突发呼吸困难、血压下降、四肢湿冷，甚至发生猝死。

心肌梗死的预防

★合理控制基础疾病，如高血压、冠心病、高血脂、糖尿病。

★低盐、低脂、低糖饮食，注意食物的多样性，多吃新鲜蔬菜和水果。

★戒烟、戒酒。

★保证充足的睡眠，避免熬夜。

★保持情绪稳定。

★进行适量运动，避免久坐的生活方式。

小贴士：**心肌梗死和老年人便秘**

很多老年人存在便秘的问题，而便秘正是心肌梗死的一大诱因。部分老年人在一次用力排便之后突发胸痛倒地，往往是排便时腹压增大导致心脏负荷增大，从而诱发心肌梗死。

这里特别提醒老年朋友，一定要重视便秘的问题。如果便秘程度较轻，可以通过饮食进行调节，适当增加富含膳食纤维食物的摄入；如果便秘程度比较重，则建议去医院请医生进行对症处理，不宜自行服用泻药。

如何识别
非典型心肌梗死

　　"咽痛"让五十出头的黄先生倒地不起……黄先生已经被反复发作的咽痛折磨了快四年，每次发作都会持续 10 余分钟，他认为这是慢性咽炎，一直自行服用药物治疗。这天，黄先生再次感到咽部剧痛、咽喉部有阻塞感，严重到快要窒息，妻子觉得不对劲儿，强行带他到了医院急诊。刚到急诊门前，黄先生就感到全身无力，瘫倒在地上，呼叫不应，急救人员迅速到达现场，经过初步检查判断黄先生是发生了呼吸心搏骤停，于是立即对他进行心肺复苏，约 1 分钟后黄先生恢复了意识。急救人员为黄先生进行了心电图检查，结果显示胸部导联广泛 ST 段抬高，这时诊断已经非常明确——心肌梗死！还没等大家喘口气，黄先生再次出现意识丧失，心电监护提示他发生了心室颤动，急救人员继续为他进行抢救，包括气管插管、心肺复苏，一轮又一轮，但黄先生的自主心跳始终没有恢复，血压持续下降，呼吸逐渐微弱。最终，黄先生永远地离开了……

心肌梗死是冠状动脉闭塞，导致血流中断，引起心肌严重而持久的缺血、缺氧，以致局部坏死。典型临床表现为突发胸骨后或心前区压榨性剧痛，持续 30 分钟以上，休息和/或舌下含服硝酸甘油无效，常伴烦躁不安、冷汗、恐惧感或濒死感，诊断并不困难。但如果患者的临床表现并不典型，则容易误诊、漏诊而延误抢救时机。

心肌梗死的非典型表现

咽喉痛、牙痛、颈部疼痛　如果患者在咽喉未发炎的情况下突然感到咽喉疼痛；或患者感到牙痛但无法准确指出疼痛的具体部位，经过检查未发现牙齿异常；或患者感到颈部疼痛，且以上异常均伴有心前区不适、心慌、胸闷、呼吸困难等表现，往往需要警惕心肌梗死的可能性，特别是有高血压、冠心病、糖尿病等病史的人。这是由于在心肌缺血、缺氧时，酸性代谢产物会刺激心脏的交感神经传入纤维，经胸交感神经节沿传入神经、大脑产生痛觉，除引起胸骨后疼痛外，亦可放射至咽部、下颌，引起咽喉痛、牙痛、颈部疼痛等症状。

左上肢及左肩疼痛　心肌缺血引起的疼痛可放射到左肩、左前臂内侧、小指和无名指。这种症状可能发生在心肌梗死发作时，也可能发生在心肌梗死发作前几天。

背痛　一些心肌梗死患者的疼痛会放射到背部，出现持续的背痛，这种症状在女性中更常见。背痛的疼痛部位不固定，范围较大，疼痛程度重，发作时常伴随胸闷、气短、呼吸困难、前胸疼痛、冷汗、濒死感等。一旦出现这种情况，应该特别警惕心肌梗死的可能性，必要时要及时就诊。心肌梗死的背痛不同于其他原因导致的背痛，其疼痛程度非常严重，患者往往极其不适。

上腹痛　约 8% 的心肌梗死患者早期表现为突发上腹部剧痛，伴有恶心、呕吐，局部可有或无压痛，容易误诊为胃和十二指肠溃疡急性穿孔、急性胆囊炎等。既往有冠心病、心绞痛病史的中老年患者，如果突发上腹剧痛，要警惕心肌梗死的可能性。

特别提醒　心绞痛是冠状动脉供血不足，心肌急剧、暂时缺血、缺氧引起的以发作性胸痛或胸部不适为主要表现的临床综合征，疼痛主要位于胸骨后部，可放射至心前区与左上肢，劳动或情绪激动时常发生，每次发作持续 3~5 分钟。

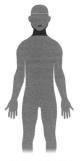

咽喉、牙、颈部疼痛

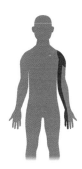

左上肢及左肩疼痛

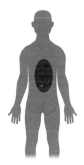

背痛

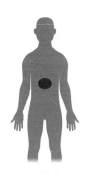

上腹痛

无痛性心肌梗死是指发生心肌梗死时患者缺乏典型的心绞痛症状，或仅表现为轻微的胸闷，容易漏诊。糖尿病、闭塞性脑血管病或心力衰竭的老年患者容易出现无痛性心肌梗死。无痛性心肌梗死的发生与患者的年龄、吸烟情况、脑循环障碍情况、糖尿病情况、心肌梗死的发生部位及并发症有关。

以下人群需要警惕无痛性心肌梗死的发生。

★ 40 岁以上突发心力衰竭，或慢性心力衰竭突然加重而不能以其他原因解释者。如在慢性支气管炎感染的基础上，胸闷、气短、憋气突然加重，与肺部体征不相符。

★突发意识障碍、晕厥、抽搐等脑循环障碍者。

★表现为低血压、休克而无其他原因可以解释者。

非典型心肌梗死的高危人群

以下人群是非典型心肌梗死的高危人群，即高龄老年人、部分女性、部分糖尿病患者、慢性肾功能不全患者以及痴呆患者。发生心肌梗死后他们往往表现为咽喉痛、牙痛、胃痛、肩背痛等，如果上述症状在一段时间内反复出现，且没有明确的诱因，则应想到心肌梗死的可能性，及时就医。

如何提高对非典型心肌梗死的辨别能力

如上文所述，心肌梗死有很多非典型症状表现，如咽喉痛、牙痛、颈部疼痛、左上肢及左肩疼痛、背痛、上腹痛……对于普通人，很难将这些症状与心肌梗死联系起来，往往导致救治延误。

面对这种情况，我们可以采用以下方法提高对于非典型心肌梗死的辨别能力：只要患者突然出现心前区不适、心慌、胸闷、呼吸困难、出汗等，就应想到心肌梗死的可能性，及时就医。

黄先生的离开是一件令人遗憾的事，非典型心肌梗死并非危言耸听，值得我们每个人严肃对待。

心肌梗死
的紧急救治

心肌梗死是指因冠状动脉闭塞导致心肌供血不足或中断，心肌发生严重而持久的缺血、缺氧，继而发生坏死。在患者出现心肌梗死的症状时，建议采取以下措施进行紧急救治。

确认患者的症状

发作性胸骨后闷痛，呈紧缩感、压榨感或烧灼感，可向左前臂内侧、下颌、颈、背或肩部放射，疼痛呈间断性或持续性，常伴出汗、恶心、窒息感，若持续时间超过30分钟，休息和/或含服硝酸甘油不能完全缓解，应高度怀疑心肌梗死并进行急救。不典型表现有牙痛、咽痛、上腹痛等。部分患者可出现皮肤湿冷、面色苍白。

让患者保持安静

患者可以躺下、坐下或者采用舒服体位休息放松，注意为其保暖。确保患者处于平静状态，不要随意移动患者，也不要让患者的情绪处于激动状态。周围人可以用语言适时安慰患者，消除他的恐惧感，帮助他保持顺畅呼吸，这些均有助于减轻患者的心肌耗氧量。

小贴士：**如何摆放体位**

如果患者存在呼吸困难，可以取半坐位或坐位，必要时可使其双腿下垂，以减少回心血量。

如果患者出现休克表现，可以取卧位，以尽可能减少心肌耗氧量，头偏向一侧以防误吸。

提 供 氧 气

如果条件允许，可以为患者提供氧气。通过吸氧，心肌可以获得更多的氧气供应，减轻症状。

给予阿司匹林

如果患者无阿司匹林过敏史，可以嚼服300mg阿司匹林。阿司匹林有助于减少血小板聚集和血栓形成，从而缓解心肌梗死。

及时拨打120急救电话

及时拨打120急救电话，并告知接线员此时患者被怀疑为心肌梗死，以便急救人员提前做好救治准备。

实施心肺复苏

如果患者突然出现呼吸、心跳停止，应立即开始进行心肺复苏。

尽 早 就 医

应该尽快将患者送往最近的医院进行急救。只有在医院里，医生才能为患者提供进一步治疗，如静脉溶栓治疗、经皮冠状动脉介入治疗。

在我国每天约有 1 500 人死于心搏骤停，对于心搏骤停的患者，4 分钟内进行复苏可能有半数以上会被救活，因此紧急救治的速度成为拯救生命的关键。

临床数据显示，我国心血管疾病患病率处于持续上升阶段，每年发生急性心肌梗死的患者约 100 万人，45 岁以下心肌梗死的发病率逐年上升。

在 120 急救电话里、在急救车上，患者的信息已经通过施救者同步给接线员和急救人员甚至是后续接诊的医院，当患者抵达医院时，医院已经做好了急救的准备，患者可以无缝衔接地接受治疗。

小贴士: 作为患者要注意哪些问题

1. 既往有高血压、冠心病、糖尿病或心绞痛等病史，一旦出现胸痛、胸闷等症状，应怀疑急性心肌梗死的可能性，既往检查冠状动脉存在一定问题的患者更应高度怀疑。

2. 如果发现可能是心脏问题，应该尽快自救或者呼救，切不可自行诊治、吃药等待缓解，该病预后与救治是否及时直接相关。

3. 入院后，患者本人和家属应该尽快就治疗达成一致意见。生命是自己的，每一秒都很重要。

4. 如无阿司匹林禁忌证，应立即服用阿司匹林并建议长期服用以达到长期抗血小板聚集的目的。

5. 可在医生的指导下服用β受体阻滞剂、硝酸酯类和/或血管紧张素转化酶抑制剂（ACEI）以降低心肌耗氧量。

扫描二维码观看

急性心肌梗死的急救

主动脉夹层

"这是一生中经历的最为剧烈的疼痛，从胸口开始向下延伸……"这是大部分幸存的主动脉夹层患者对发病时的回忆。

主动脉夹层是一种严重的心血管急症，是由主动脉管壁内膜出现破口，血液由此进入动脉壁中层，形成夹层血肿，并逐渐延伸剥离主动脉的内膜和中膜引起的。主动脉夹层非常凶险，发病以后每经过 1 小时，患者的死亡率会增加 1%，近一半的患者会在发病 48 小时内死亡。如果我们能够对主动脉夹层进行快速有效的识别，则有可能为患者争取更早就医的机会，进而提高生存的概率。

主动脉夹层的危险因素

季节因素　有研究显示主动脉夹层的发病率存在季节差异，冬季的发病率会更高，尤其在气温骤降的时候，发病患者会明显增多。

易感人群　男性患者和中老年患者占比高，一项涉及

4 428 例患者的研究显示，患病人群中 66.0% 为男性，患病人群的平均年龄为 63 岁。由于国内高血压的知晓率还有较大提升空间，故主动脉夹层中年轻患者的占比也比较高。

相关病史　患有高血压、动脉粥样硬化、遗传性结缔组织病的患者，罹患主动脉夹层的概率较大。

主动脉夹层的表现

胸痛和背痛　疼痛是主动脉夹层最常见的症状，发生率超过 90%，以胸痛和背痛最为常见，疼痛通常很剧烈，呈刀割样或撕裂样。虽然也有无痛性夹层的报道，但这种情况并不常见，可出现在老年患者中。

其他表现　多为主动脉夹层导致分支血管闭塞后供血不足引起，如脑部供血不足会出现晕厥；冠状动脉供血不足会出现急性心肌缺血；肠系膜动脉供血不足会出现腹胀、腹痛；下肢供血不足会出现下肢无力；脊髓供血不足会出现截瘫。

主动脉夹层的紧急救治

判断可能是主动脉夹层后，拨打 120 急救电话等待救援是较好的选择。目前大多数医院已经建立了胸痛中心，急救人员对胸痛患者的识别和救治也都具有较为丰富的经验，会在第一时间使用药物干预，然后将患者送至具有手术能力的胸痛中心进行进一步治疗。

肺栓塞

　　肺栓塞是一种严重的疾病，它发生在肺动脉或其分支血管中，通常是由血栓或其他物质堵塞血管，导致血液流动障碍所致。下肢深静脉血栓脱落导致的肺动脉栓塞，是可预防性住院死亡的首要原因。避免下肢深静脉血栓的发生可以有效降低肺栓塞的发生率。

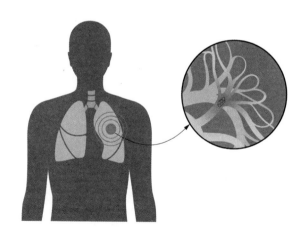

肺栓塞的高危因素

★长时间不活动，如长时间乘坐交通工具。

★外科手术或严重外伤后。

★严重肥胖。

★高血压或糖尿病。

★妊娠期或分娩期。

★长期吸烟或滥用药物。

肺栓塞的症状

★呼吸急促、呼吸困难。

★胸痛或不适。

★咳嗽，痰中可能带有血丝。

★心跳加速。

★突然出现晕厥或晕倒。

★肢体肿胀或触痛。

★烦躁不安。

肺栓塞的紧急救治

家属或周围人应该立即拨打120急救电话，同时为患者松开领口或紧身的衣物，以便其呼吸更加顺畅。在等待急救人员的这段时间内，尽量不要移动患者，可帮助患者静卧在床上或地面上，安慰患者，使其尽可能保持冷静、避免过度焦虑。

如何预防肺栓塞

重视发生时间　住院过程中和出院后早期是下肢深静脉

血栓的高发时间。一项针对 911 例患者的回顾性病例研究发现，住院患者的下肢深静脉血栓发病率是社区居民的 130 倍以上，所有下肢深静脉血栓病例中有 60% 发生于住院患者、近期出院患者或疗养院患者。

关注高危人群　血液瘀滞、凝血异常、血管损伤的患者均是下肢深静脉血栓形成的高危人群，包括重症患者、创伤患者、大手术后患者、孕产妇、肿瘤患者、瘫痪患者。

有效的预防措施　鼓励术后患者早期下床活动，对不能下床的患者应在卧床期间进行下肢功能锻炼或被动运动。临床常用的预防措施包括抬高下肢、踝泵运动以及使用间歇充气加压装置、梯度压力弹力袜等。对于高危患者还需要使用抗凝药物来预防血栓。

小贴士: **长时间乘坐交通工具的建议**

长时间乘坐飞机或地面交通工具有增加下肢深静脉血栓的风险。对于有下肢深静脉血栓危险因素且旅程超过 4 小时的人群，应该在旅途中经常走动，或在座位上做踝关节屈伸、膝关节屈伸运动，也可以考虑在旅途中穿梯度压力弹力袜。

第三篇

脑卒中

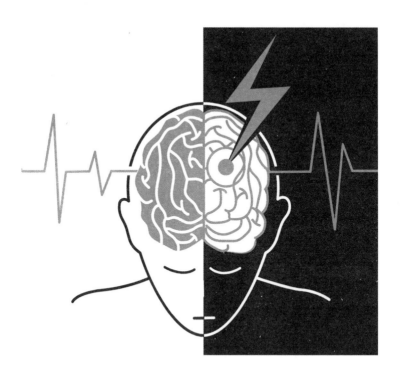

什么是
脑卒中

如果把人的大脑比作田地，脑血管相当于田地里的灌溉渠道，也就是水管，用久了难免会出现一些问题，如破裂、堵塞，也就是我们通常所说的脑卒中。脑卒中的发生往往很突然，一旦发生，可能对脑部造成极大伤害，最为严重的后果就是夺去患者的生命。脑卒中在老年人中比较常见，但是随着生活方式的改变，受到环境、饮食等因素影响，脑卒中目前已经呈现出年轻化趋势。

脑卒中是一种急性脑血管疾病，是一种急性脑循环障碍迅速导致局限性或弥漫性脑功能损伤的疾病，临床上分为出血性脑卒中（脑出血）和缺血性脑卒中（脑梗死），脑梗死的发病率高于脑出血。

脑出血 指非外伤性脑实质内的自发性出血，80% 以上由高血压性脑内细小动脉病变引起。简单来说，脑出血就是脑血管"爆"开了。

丘脑出血是脑出血的一种，丘脑是脑出血的常见部位，患者通常会出现剧烈头痛、恶心等症状，甚至会出现口角歪斜、肢体偏瘫等症状。

脑梗死 由脑部血液供应障碍引起的局部脑组织缺血、缺氧所致的脑组织坏死。简单来说，脑梗死就是脑血管被堵住了。

脑梗死的临床常见类型有脑血栓形成、腔隙性梗死和脑栓塞等。脑梗死作为一种突发性脑部疾病可发生于任何年龄段，损害程度因受损血管所在部位和血管供应组织面积大小而异。

脑卒中具有发病率高、复发率高、致残率高、死亡率高以及治愈率低的特点，可以说，一旦得了脑卒中，患者的预后很不理想，很多人原本平静的生活会被彻底打乱。

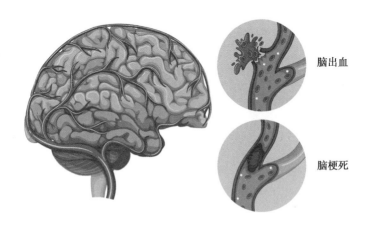

脑出血

脑梗死

如何判断
是否发生了脑卒中

由于脑卒中是急症，患者越早得到治疗，后期恢复就越好。因此，为患者争取宝贵的救治时间就显得尤为重要，这

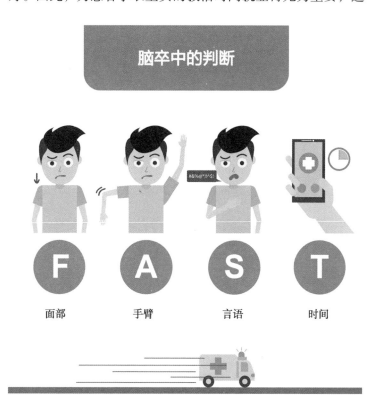

就要求我们能快速识别脑卒中的早期症状。我们可以参考FAST原则进行识别。

小贴士：**脑卒中的FAST原则**

F：Face（面部）

患者是否出现一侧面部下坠，口角歪斜？

患者能否作出对称的微笑表情？

A：Arms（手臂）

患者是否出现一侧肢体软弱无力？

患者的两只手臂是否都能抬起？

S：Speech（言语）

患者是否出现言语不清？

T：Time（时间）

如果家属或周围人察觉到患者表现为上述任何一种症状，那么就意味着患者可能已经发生了脑卒中，需要抓紧时间拨打120急救电话，将患者送往就近有资质进行脑卒中抢救的医院进行治疗。

扫描二维码观看

识别脑卒中的早期症状

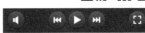

如何识别脑梗死与脑出血

脑梗死在临床上被称为缺血性脑卒中，它是指向脑组织供血的动脉（如颈动脉或椎动脉）出现过度狭窄或堵塞，导致部分脑组织供血不足，使脑组织坏死或软化，继而引发一系列症状表现。在脑卒中患者中，脑梗死的病发率最高，占全部脑卒中的 60%~70%。

脑出血在临床上被称为出血性脑卒中，它是指非外伤性脑实质内血管破裂造成的出血。脑出血的发病率并不高，只占全部脑卒中患者的 20%~30%，但死亡率却相当高，急性期患者的病死率高达 30%~40%。

 两者最主要的区别在于脑梗死属于缺血性疾病，而脑出血则属于出血性疾病。

起病状态不同 脑梗死患者多数是在休息、安静，甚至睡眠时发病，但发病前一段时间多有短暂性脑缺血发作病史。脑出血患者通常在白天活动时发病，且多有高血压病史，发病前有情绪激动、饮酒、过度疲劳等情况，通常在患者活动时发病，发病前血压明显增高，多数伴有头痛、头晕、呕吐症状。

症状表现不同 脑梗死的发展比较复杂，部分患者会突发大面积梗死，部分患者的症状呈多发性，逐渐加重。初期通常表现为肢体麻木、偏瘫、失语、步态不稳，部分患者可出现头痛、恶心、呕吐、嗜睡甚至昏迷。

相比于脑梗死的复杂症状，脑出血发病急且进展迅速，表现为一侧肢体突然麻木、无力或瘫痪，这时患者常会突然跌倒，或手持的物品突然落地；还会表现为口角歪斜、流口水、语言不清或失语、剧烈头痛、呕吐、偏瘫、意识模糊，此时测量血压明显升高，症状会在数分钟至数小时内达到高峰。随着出血量的增加，还易引起脑疝等并发症，严重者甚至会导致死亡。

CT 表现不同　上述临床表现的区别只能提供间接推测依据，尽早为患者进行 CT 检查才是鉴别二者最根本的手段。脑出血 CT 表现为高密度影，而脑梗死 CT 表现为低密度影，两者截然不同。

治疗方法不同　对于脑梗死，一般会对患者脑部产生的血栓进行溶解，同时给予抗凝治疗。对于脑出血，则需要及时对脑部出血点进行止血，同时降低颅内压，以防止脑部动脉血管再次破裂，出现脑部大出血的情况。

如何预防
脑卒中

脑卒中被称为"人类健康的头号杀手",是一个高发病率、高复发率、高致残率、高死亡率、低治愈率的疾病。由于生活方式的改变,高血压、糖尿病、高脂血症、肥胖和体力活动减少等成为促发脑卒中的危险因素。随着年龄的增长,脑卒中的发病率、死亡率均有显著增加的趋势,而这种情况是很多危险因素缓慢累积导致的。具有上述危险因素的患者往往平时无明显不适,因此对脑卒中的危害常常估计不足,对预防不够重视。

事实上,我们应该充分认识到脑卒中的危害,尤其是其高致死率和高致残率的特点,当家庭中出现一名脑卒中患者,整个家庭的结构与成员的角色都会发生巨大改变。那么,脑卒中有哪些可以预防的危险因素呢?

高 血 压

监测血压 30岁以上人群每年应至少测量1次血压;家

庭自测血压或 24 小时动态血压监测有助于识别白大衣高血压或隐性高血压。处于正常血压高值者（收缩压 120~139mmHg 或舒张压 80~89mmHg）应践行健康生活方式并每年筛查高血压。

治疗方式 早期或轻度高血压患者首先应改变不健康的生活方式，3 个月后如果血压控制效果不佳，应在医生的指导下加用降压药治疗。中度以上高血压患者除应改变既往不健康的饮食习惯和不良生活方式外，还应在医生的指导下进行持续、合理的药物治疗。

降压目标 通常情况下，高血压患者应将血压控制在<140/90mmHg；伴有糖尿病或慢性肾病的高血压患者应进

小贴士：**为什么要将血压控制在合理范围内**

《2022 年中国高血压防治指南》将高血压定义为收缩压≤140mmHg 和/或舒张压≤90mmHg。原发性高血压是常见的慢性病，是心脑血管疾病最重要的危险因素，原发性高血压患者应长期进行降压治疗，减少心脑血管疾病的发生率和死亡率。除规律服用降压药外，治疗性生活方式干预适用于所有高血压患者，包括减重、限盐、戒烟、限酒、减轻精神压力、保持心态平衡等。

一步将血压降至 130/80mmHg。65~79 岁的老年高血压患者可根据具体情况将血压控制在<150/90mmHg，如能耐受，还应进一步将血压控制在<140/90mmHg，≥80 岁的老年高血压患者其血压一般应控制在<150/90mmHg。

糖　尿　病

检测血糖　脑血管病高危人群应定期检测血糖，必要时检测糖化血红蛋白或进行糖耐量试验，及早识别糖尿病或糖尿病前期状态。

改善生活方式　糖尿病患者应改善生活方式，首先是控制饮食、加强运动，必要时口服降糖药或采用胰岛素治疗。对于大多数糖尿病患者，推荐的血糖控制目标为糖化血红蛋白<7.0%。

控制血压　糖尿病患者的血压≥140/90mmHg 时应开始使用降压药治疗；糖尿病合并高血压患者的降压目标是将血压控制在<130/80mmHg。

心　脏　病

建议成年人定期体检，及时发现心脏疾病。疑有心脏病者应积极进行专科治疗；医生会根据患者的总体情况及可能存在的其他危险因素制订个体化的脑卒中或其他系统性栓塞的预防方案。

血 脂 异 常

检测血脂 40 岁以上男性和绝经后女性应每年进行血脂检查；脑卒中高危人群建议定期（每 3~6 个月）检测血脂。

药物干预 推荐将他汀类药物作为首选，将降低低密度脂蛋白胆固醇（LDL-C）水平作为防控动脉粥样硬化性心血管疾病（ASCVD）危险的首要干预靶点。

可以根据动脉粥样硬化性心血管疾病的危险设定患者的低密度脂蛋白胆固醇目标值。

★低危者：LDL-C 推荐目标值<3.4mmol/L。

★中高危者：LDL-C 推荐目标值<2.6mmol/L。

★极高危者：LDL-C 推荐目标值<1.8mmol/L，且较基线降低幅度>50%。

★超高危者：LDL-C 推荐目标值<1.4mmol/L，且较基线降低幅度>50%。

对于不能耐受他汀类药物治疗或他汀类药物治疗未达标的患者，可考虑联合使用非他汀类药物，但其降低脑卒中风险的作用尚未得到充分证实。

无症状颈动脉狭窄

无症状颈动脉狭窄的患者可服用他汀类药物和/或阿司匹

林，并筛查其他可治疗的脑卒中危险因素，患者应该接受合理治疗并改变不健康的生活方式，如戒烟、健康饮食、适量运动。

对无症状颈动脉狭窄程度>50%的患者，建议在有条件的医院定期进行超声筛查和随访，评估狭窄的进展和脑卒中风险。

不健康的饮食方式

膳食种类应多样化，且能量和营养的摄入应合理；适当增加全谷物、豆类、薯类、水果、蔬菜和低脂奶制品的摄入，减少饱和脂肪和反式脂肪酸的摄入。

建议降低钠的摄入量、增加钾的摄入量，这样有益于降低血压，从而降低脑卒中的风险；推荐每日食盐摄入量≤6g。

具有脑卒中危险因素者应在医生的指导下控制每日膳食中胆固醇的摄入量。

缺 乏 运 动

大家应选择适合自己的运动来降低脑卒中的风险。建议老年人、脑卒中高危人群进行最大运动负荷试验，由专业人员据此制订个体化运动处方。

健康成人每周应至少有 3~4 次、每次至少持续 40 分钟的中等或中等以上强度的有氧运动（如快走、慢跑、骑自行车或进行其他有氧运动）。

日常工作以静坐为主的人群，建议每坐 1 小时就进行一次短时（2~3 分钟）运动。

超重与肥胖

超重和肥胖者可通过健康的生活方式、良好的饮食习惯、增加运动量等方式减轻体重。超重和肥胖者应努力将体重降至合理范围，这样可以使血压下降，降低脑卒中的风险。

饮　　酒

建议饮酒者应尽可能减少酒精的摄入量或戒酒。男性每日摄入的酒精量不应超过 25g，女性不应超过 12.5g。目前尚无充分证据表明少量饮酒可以预防脑卒中，故不提倡不饮酒者用少量饮酒的方式预防脑卒中。

高同型半胱氨酸血症

高同型半胱氨酸血症是脑卒中的明确危险因素。建议普通人群（妊娠、哺乳期女性除外）通过食用蔬菜、水果、豆类、肉类、海产品和加工过的强化谷类食品合理增加叶酸、维生素 B_6 和维生素 B_{12} 的摄入，这样做可能有助于降低脑卒中的风险。

患有高同型半胱氨酸血症且既往有心血管疾病史或糖尿病史的患者，可以采用叶酸联合维生素 B_6、维生素 B_{12} 治疗，可能有助于降低脑卒中的风险。

高血压伴有高同型半胱氨酸血症的患者，在治疗高血压的同时应酌情加用叶酸，这可能会减少首次脑卒中的发病风险。

小贴士：**阿司匹林如何预防脑卒中**

1. 对于具有动脉粥样硬化性心血管疾病高风险（10 年风险>10%）且出血风险低的人群，可考虑使用小剂量阿司匹林（每日 75~100mg）进行脑卒中的一级预防。使用阿司匹林时，应充分评估其出血风险，权衡利弊，进行个体化选择。

2. 不推荐在动脉粥样硬化性心血管疾病中低风险（10 年风险<10%）人群中使用阿司匹林预防首次脑卒中发作。

3. 不推荐 70 岁以上老年人使用阿司匹林预防首次脑卒中发作。

脑卒中是一种严重的疾病，一旦发生，会给个人及家庭带来沉重的负担。但同时脑卒中也是一种可防、可控、可治疗的疾病，只要保持健康的生活方式，控制好各种可干预的危险因素，就能够切实降低脑卒中的发病风险。

脑卒中
的紧急救治

脑卒中，民间称为"中风"，是一种严重威胁人类健康和生命的疾病，具有发病率高、复发率高、死亡率高、致残率高、治愈率低的特点。

如果脑血流完全中断5分钟，脑细胞就会受到影响，进而影响脑功能，导致患者致残甚至死亡。对于脑梗死患者来说，溶栓越早，治疗效果也就越好，这是由于血栓形成后的一段时间内梗死区域周围的脑组织只是暂时丧失功能，如果能尽快恢复血液供应，那么这部分脑组织就有可能避免坏死。如果患者没有得到及时治疗，梗死区域周围的脑组织会发生不可逆的坏死，因此脑卒中的治疗需要争分夺秒，"时间就是大脑"一说由此而来。每延迟一分钟治疗，脑卒中患者恢复的可能性以及日后的生活质量就会降低一分，因此建议脑卒中患者应当尽快就诊，及时开通血管、恢复血流，挽救濒临死亡的脑组织。

脑卒中的紧急救治

一旦患者疑似发生脑卒中，施救者应尽快拨打120急救电话，首先要详细描述患者的病情，接着需要提供详细的地址信息，包括街道、小区、楼号和门牌号，如果是在室外，最好要告诉接线员周围明显的建筑物，如地铁站或商场，建议向接线员提供最短、最快捷的通往患者所在地的路线，以确保急救人员能够尽快到达现场。

在急救车到达现场之前，接线员可通过电话指导报警人进行简单急救。这些措施可以帮助减少急救时间、提高抢救效率。

★施救者应记录患者的发病时间，观察患者的病情变化，还可为患者做一些简单的检查，如通过呼唤患者以判断其意识是否清醒，为患者测量血压。切记此时不要随意搬动患者。

★如果患者意识清醒，可以让患者平躺；对于呕吐或昏迷的患者，应该保持侧卧位以防止窒息，不要垫高患者的头部。

★及时清理患者口鼻

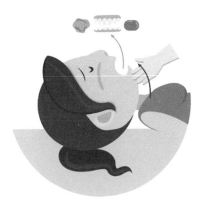

清理口鼻中的呕吐物、分泌物和异物

中的呕吐物、分泌物、义齿等异物。

★如果患者意识清醒，施救者应当给予患者必要的照顾和安慰，缓解患者的紧张情绪，同时施救者本人也应保持镇静。

★如果条件允许，可以给患者吸氧。但是在医生明确诊断前，施救者不要擅自给患者服用药物。

应该在最短的时间内将疑似脑卒中的患者送到距离最近、具备卒中救治资质的卒中中心，这些卒中中心能够为患者进行急诊 CT 及 CTA/CTP 检查，并且可以进行静脉溶栓和血管内治疗。如果怀疑患者存在大动脉闭塞，特别是发病时间在 24 小时内且存在溶栓禁忌证，应直接将其转移到国家高级卒中中心或国家 (高级) 示范卒中中心。在患者转运的过程中，需要密切观察患者的生命体征和意识状态等，并持续采取相应的护理措施。

小贴士：**什么是急诊绿色通道**

急诊绿色通道是医院为急危重症患者和流浪无主患者提供的人道主义服务。对于危重症需要立即抢救的患者，通过绿色通道可以直接按救治流程进入抢救室或手术室。对于意识模糊、没有家属陪伴的患者或经济困难的患者，开通急诊绿色通道后将由医院先行垫付治疗费用，保证患者能够得到最基本的医疗救治。

为什么要将患者送往卒中中心治疗

中国是脑卒中大国，卒中已成为我国居民死亡的主要原因。对于脑出血患者，早期到达医院，有利于早期治疗，避免血肿扩大；对于脑梗死患者，脑血管堵塞后在最短时间内使之重新开通，可最大程度地挽救脑组织。静脉溶栓治疗和血管内介入治疗是有效恢复血管再通的方法，到院时间是救治结果最重要的影响因素。

脑卒中治疗对于整体救治时间的要求极为苛刻，为了科学、规范、高效救治脑卒中患者，应该及时将患者送往具有卒中中心资质的医院进行一体化救治。

卒中中心的建设旨在规范脑卒中患者的救治，优化诊疗流程、缩短黄金救治时间、提高治愈率、降低病残率。通过急诊科、脑血管疾病专科、神经内科、神经外科、康复科、重症医学科、放射科、检验科等多学科协作的方式，采用区域协同救治机制，统一诊疗规范、优化诊疗流程，为脑卒中患者提供优质、高效、便捷的治疗，以达到缩短救治时间、挽救患者生命、避免残疾、减轻家庭和社会负担的目的，最终使患者重返社会。

其他常见的
以头痛症状为主的疾病

　　头痛是临床上非常常见的症状和主诉，是指各种原因使头部致痛组织受到刺激后产生的临床症状。通常是指局限于头颅上半部，包括眉弓、耳轮上缘和枕外隆突连线以上的疼痛。那么，有哪些常见的疾病可以表现为头痛呢？

原发性头痛

　　偏头痛　偏头痛的终生患病率为 18%，是一种常见的头痛。常发生于头部一侧，具有单侧性、搏动性或跳动性的特点，常持续 4~72 小时，发作时可伴畏光、恶心、呕吐等不适，部分患者有视物模糊等症状，可严重影响患者的日常工作和生活，常需要用止痛药来缓解疼痛，部分女性患者的偏头痛与月经周期有明显关系。

　　紧张性头痛　相比偏头痛而言，紧张性头痛的发病率更高，起病缓慢，程度逐渐加重，可持续数日或数年，疼痛部位为双侧眉弓上方、颈项部及双侧枕部，常在情绪紧张、激动或者劳累、熬夜之后出现，类似头顶上戴了个帽子，常表现为钝痛，有压迫感、胀满感、紧箍感、束带感等，也可表现为头肩部沉重感。目前以药物治疗、物理治疗为主。

丛集性头痛　丛集性头痛病因尚不明确，可能与遗传等因素有关，多为急性起病的严重单侧头痛，可反复发作，疼痛位置多为单侧眼眶、眶上、眼球后及太阳穴处。丛集性头痛较少见，呈尖锐、爆炸样、非搏动性重度或极重度疼痛。

三叉神经痛　三叉神经痛的发病高峰年龄为 48~59 岁，常发生于眼部，为三叉神经的眼部分支区域，疼痛最剧烈的部位集中在眼眶、眶后、颞区和额区，有时会累及枕区、上颌部、颈部、耳和牙齿，偶尔会放射到同侧肩部和手臂。这种头痛的痛感极重，常表现为针刺感、烧灼感，以及跳痛、锐痛、电击痛、撕裂样疼痛、钻痛等。针对三叉神经痛，原则上首选药物治疗。

继发性头痛

颅内病变引起的头痛

蛛网膜下腔出血：多数患者将蛛网膜下腔出血引发的头痛描述为"一生中最严重的头痛"，这是一种非常严重的、突然发作的剧烈头痛，部分是由于颅内压增高引起，为局限性疼痛或全头痛，可伴有其他中枢神经系统症状、体征，如剧烈的恶心、呕吐、意识障碍、脑膜刺激征（如颈项强直）等。早期头颅 CT、腰椎穿刺可明确诊断，蛛网膜下腔出血的病因有动脉瘤、动静脉畸形、血管炎、结缔组织病等。

脑出血： 多数脑出血患者有高血压病史，多在活动中或情绪激动时突然起病，可表现为全头痛，同时伴有恶心、呕吐、颈项强直、肢体瘫痪等。

可以通过头颅影像学检查明确诊断，高血压所致脑出血最常见的部位为基底节区，脑出血常见原因为脑淀粉样变、动静脉畸形、血液病、烟雾病等。

颅内静脉系统血栓形成： 颅内静脉系统血栓形成引发的头痛常伴有颅内压升高或局灶性神经功能缺损症状，具备口服避孕药、妊娠或产后、肿瘤、血液高凝状态、凝血因子缺乏等因素者为高危人群。

颅内占位： 颅内占位是一种不常见的头痛类型，常以突发的剧烈头痛，在数秒钟内达到高峰，持续数分钟至数小时后头痛迅速消退为特征。这种类型的头痛可能与意识改变或跌倒有关，程度为轻度至中度，性质为钝痛，呈持续性或间歇性，疼痛位于双额部，可因体位改变或颅内压增加的动作，如咳嗽、打喷嚏及用力排便等加重。该类头痛最为典型的表现是在早晨睡醒时疼痛最明显，并伴有恶心、呕吐，头颅影像学检查可以明确诊断。

可逆性脑血管收缩综合征：发作时多有诱发因素，如运动、情绪不良、压力、咳嗽等。患者多将疼痛描述为霹雳样、雷击样头痛，多在几分钟或几小时内缓解，复发多次发作，程度逐渐严重，可伴有其他神经功能缺损症状。20%的患者可能发生缺血性或出血性脑卒中，产后期是比较危险的阶段。

全身疾病引起的头痛

高血压性头痛：高血压性头痛是指当脑血管内压力急剧增高时，可出现头痛、头晕、恶心等症状，疼痛部位大多集中在枕部和颞区，有时会感觉头部沉重，有压迫感。在血压平稳后，头痛症状通常会慢慢消失。

低颅压性头痛：低颅压性头痛常为中等程度双侧对称性钝痛或胀痛，特征是坐位或站位时明显，卧位时疼痛可很快缓解。患者可伴有恶心、呕吐、颈痛、头晕、复视、视物模糊等，严重者可出现小脑扁桃体下疝、硬膜下或硬膜外出血等表现。

其他类型的头痛

窦性头痛：窦性头痛多见于鼻窦感染，疼痛部位在鼻窦周边，包括颧骨、前额或鼻梁，可伴随流鼻涕、耳朵胀满、面部肿胀、发热等症状。

中耳炎引起的头痛：常发生于患耳同侧，耳神经末梢非常丰富，如果中耳炎直接刺激耳神经末梢，就会引起患耳同侧头痛，痛感有时比较剧烈，严重的中耳炎可能引发颅内并发症。

青光眼引起的头痛：青光眼引起的头痛常发生于前额，青光眼急性发作可致眼压急剧升高，出现较剧烈的头痛，位置多为前额、颞区，以及眼眶周围，可伴随反射性恶心、呕吐等症状。

药物过度使用性头痛：药物过度使用性头痛是指长期过量使用止痛药后出现的频繁发作的头痛，患者常有持续性头痛史，并长期使用头痛对症治疗药物。头痛几乎每天发生，且几乎持续整天时间，呈轻度至中度钝痛，呈双侧或弥漫性，有时疼痛局限于额部或枕部。

疱疹后神经痛：以持续的、剧烈的刺痛或烧灼样疼痛、感觉迟钝为特征，多有带状疱疹病史。

几乎每个人都曾经历过头痛，体验过头痛的滋味。很多人对此不以为意，认为吃些止痛药就没事了。事实上，剧烈头痛可能是某些严重疾病的征兆，千万不能抱着"忍忍就好"的心态，如果出现异常应及时去医院就诊。

第四篇

窒　息

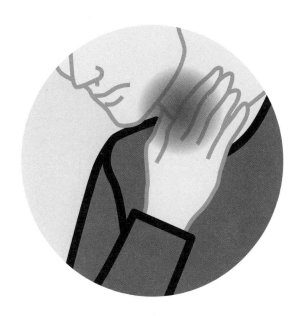

新生儿呛奶
窒息的紧急救治

什么是呛奶窒息

新生儿吃奶需要吸吮、吞咽和呼吸动作共同完成。吸吮动作通过形成口腔负压和吸出奶液两个步骤完成。软腭上抬关闭鼻腔通道、嘴唇紧紧包住乳房或奶嘴、下颌骨下移形成口腔负压；舌体顶着上腭挤压乳房或奶嘴而吸出奶液。吸出的奶液流入咽部，引发吞咽反射。吞咽时声门关闭，奶液进入食管。健康足月儿基本具备协调的吸吮-吞咽-呼吸动作。气道具有自我保护功能，通过关闭会厌、声门来减少异物呛入气管的机会，或通过气道中纤毛的摆动来清理气道异物。

呛奶是指奶液误入气管。如果新生儿吸吮功能不成熟，吸出的奶液不能成团流入咽部，则不能触发吞咽反射，导致会厌关闭时机不正确，残留在会厌周围的奶液会随着呼吸进入气管。如果新生儿吞咽功能不成熟，吞咽和呼吸动作同时进行，则奶液会误入气管。新生儿咳嗽反射较弱，不能把呛入呼吸道的奶液咳出，同时声门关闭阻碍通气，进而引发缺氧，即呛奶窒息。

大脑对缺氧十分敏感，缺氧 4~6 分钟即可引起脑细胞死亡。呛奶窒息若抢救不及时、不恰当，则有可能导致新生儿出现脑瘫、智力障碍等后遗症，严重的甚至导致死亡。

哪些情况会引发呛奶窒息

喂养体位不当　新生儿的胃呈水平位，胃入口（贲门括约肌）松弛。新生儿在平卧位喂养时容易使胃内容物反流至食管、口腔，导致呛奶。

奶液流出过快、进食过急　母乳分泌过多、过急或奶嘴开口过大而使奶液流出过快，或新生儿吸奶过于急促，短时间内大量奶液流入口中，呼吸和吞咽动作不能协调，容易引起呛奶。

过量喂养　胃内容物过多容易引起反流、呕吐，同时腹胀可影响呼吸，导致呛奶。

早产儿发育不成熟　早产儿的神经系统、消化系统发育不成熟，吸吮-吞咽-呼吸动作不协调，奶液容易误入气道导致呛奶。

特别提醒

胎龄超过 28 周，但不满 37 周的活产儿被称为早产儿。早产儿器官发育不成熟，出生的孕周越小，体重越轻，越易引发其他疾病。早产儿器官功能和适应能力比足月儿差，应给予早产儿特殊护理。

疾病状态　任何影响新生儿吸吮、吞咽、呼吸功能和引起呕吐的疾病均可引发新生儿呛奶，如先天性唇腭裂、喉软骨发育不全、气管食管瘘等先天畸形；如缺氧缺血性脑病、脑瘫等神经肌肉疾病；如胃食管反流、贲门失弛缓症、肠旋转不良等胃肠道疾病；如先天性心脏病、肺炎等引起呼吸困难的疾病。维生素 A 缺乏会导致咽上皮细胞萎缩角化，吞咽时因会厌不能充分覆盖声门而导致呛奶。

胃食管反流是指胃和/或十二指肠内容物反流入食管，多见于新生儿和小婴儿喂奶后发生的暂时反流及婴幼儿的功能性反流，临床典型表现为呕吐、呛咳等。

如何识别新生儿呛奶

新生儿呛奶的早期识别　如新生儿吸奶过程中出现噎住、呕吐、咳嗽或憋气，吸吮时用舌头抵抗乳头，频繁口吐泡沫，应警惕呛奶。

新生儿呛奶的表现　如新生儿出现频繁咳嗽、颜面青紫或发绀、呼吸困难，甚至呼吸停止、昏迷、心跳停止等表现，意味着新生儿发生呛奶。

新生儿呛奶的紧急救治

发生呛奶，应该立刻停止喂养，清理新生儿口腔和鼻腔的奶液。

轻微呛奶 如无大量奶液堵塞气道，新生儿能够协调呼吸及吞咽动作，逐渐恢复正常呼吸，皮肤颜色迅速转为红润，这时可以在家密切观察新生儿的呼吸状况及肤色。如果新生儿憋气不呼吸或口周青紫，表示奶液可能堵塞气道影响呼吸，应该及时清理。此时应该迅速将新生儿的头部偏向一侧，避免奶液继续流入气道，然后用手帕缠绕手指伸入新生儿的口腔，将奶液快速清理出来，以保持新生儿气道通畅。

严重呛奶 新生儿呼吸困难，全身发绀，在给予紧急救治的同时需要拨打120急救电话。

如果新生儿有反应：立即实施海姆立克急救法。抱起新生儿，使其面部朝下，施救者用前臂托住新生儿的身体，手掌固定其头部及颈部，使其头部略低于胸部，施救者另一只手的掌根在新生儿背部两肩胛骨之间连续用力拍打5次，再将新生儿翻正，使其面部朝上，头部仍略低于胸部，施救者用另一只手的示指及中指连续用力按压新生儿胸骨下部5次，重复上述动作直至新生儿排出奶液或急救人员到达。

如果新生儿无任何反应：一旦新生儿失去意识，那就意味着需要进行心肺复苏。使新生儿呈仰卧位，施救者双手环抱新生儿的胸廓，支撑其背部，双手拇指指端按压新生儿两乳头连线中点下方胸骨，按压深度为胸廓前后径的1/3。人工呼吸的方法为施救者一手放在新生儿前额处保持其头部轻度仰伸，深吸气后用上下唇包裹新生儿的口鼻，将空气吹入新生儿肺中。每心脏按压 15 次给予 2 次人工呼吸，不断重复上述动作直至新生儿恢复意识或急救人员到达。

如何预防新生儿呛奶窒息

喂奶时机适当 不在新生儿哭泣时喂奶，不要等新生儿已经很饿了才喂奶，新生儿吃饱后不可强迫喂奶。

控制喂养速度 母乳分泌过快时应采取适当措施减缓泌乳速度，如妈妈用手指轻压喂养同侧乳晕，或用手指按压另一侧乳头 5 秒后放松，重复多次。人工喂养时应该选择开口大小合适的奶嘴，以奶瓶倒置时奶液呈滴状流出为宜（而非呈线状流出）。

喂奶姿势正确 喂养时新生儿上半身应该抬高 30°，奶瓶底应该高于奶嘴。

确保顺利吸吮吞咽 喂养时应该将大部分乳晕/奶嘴送入新生儿口中，帮助新生儿正确含接，确保新生儿能顺利吸吮出乳汁并触发吞咽反射，避免含接不当导致奶液积聚在新生儿口腔引发呛咳。

控制喂养量 用一侧乳房喂养直至完全排空后再换另一侧乳房喂养，可避免过量喂养。

注意观察 乳房不可堵住新生儿的鼻孔，喂养时观察新生儿的面色和表情，如有异常应该立即停止喂奶。对早产儿、存在呛奶高危因素或发生过呛咳的新生儿，可请专业人员指导喂养。

小贴士： **如何预防新生儿窒息**

1. 父母和新生儿应该"同房不同床"，即父母和新生儿在同一个房间，但新生儿单独睡在婴儿床上。这样做既方便父母照顾新生儿，也可以避免新生儿被捂住口鼻而引发窒息。

2. 婴儿床的床垫应该具有一定硬度，床上不要铺松软的褥子，被单应该铺平。建议父母根据室温为新生儿选择连体睡衣，这样既能避免窒息，也能避免新生儿着凉。

3. 婴儿床上不要放置除必要寝具外的其他物品，尤其是毛绒玩具。

4. 婴儿床上方悬挂的物品一定要牢固固定，以防掉落堵住新生儿口鼻。

喂养后护理 将新生儿竖抱在肩头，轻拍其背部帮助其排出胃内气体；床头抬高 30°，新生儿吃奶后应保持右侧卧位 30 分钟后再转为平卧位；避免喂养后立即为新生儿换尿布或使新生儿的体位发生大幅度变化。

气道异物

气道异物是生活中常见的急症，如果处理不及时，会导致窒息而危及生命。

小贴士: 容易误入气管的异物

坚硬的食物 如花生、瓜子、小骨头、小块硬糖、各种豆子。

带有果核的水果 如西瓜、葡萄、樱桃。

玩具 小型玩具、玩具的零件，如玻璃球。

金属物品 如硬币、回形针、大头针、钢笔帽。

其他 如纽扣、药片。

为什么异物会误入气管

食管和气管紧紧挨在一起，但是它们共用一个入口，这个入口就是咽喉。食管是食物的专用通道；气管是空气的专用通道，其他物质不能进入，为了防止其他物质进入（主要是食物），气管在自己的头上加上了一道"智能门"，这道

"智能门"在医学上被称为会厌，吸气时会厌软骨静止不动，空气进入气管，吞咽时会厌软骨盖住气管，食物进入食管。但是当人在进食的同时大笑或讲话，会厌软骨就有可能无法及时关闭，这时食物就容易误入气管。

小贴士：**哪些人容易发生气道异物误吸**

3 岁以下儿童较常发生气道异物误吸，这是由于 3 岁以下儿童神经系统发育不完善，吞咽反射功能尚未发育健全，吞咽食物时声门未闭合，食物容易进入气管。老年人也是气道异物误吸的高发人群，原因是高龄导致神经系统退行性改变，尤其是吞咽反射和咳嗽反射功能下降。

异物进入气管后会有哪些表现

异物进入气管后，患者通常会将手置于咽喉处，面部可见绝望和惊恐的表情，不能呼吸或言语，只能点头示意。

完全或全部的气道阻塞常见症状如下：不能呼吸或拼命努力呼吸（锁骨上窝或肋骨间隙凹陷）、不能说话或发音、不能有效咳嗽、嘴唇和甲床发紫、面部青紫、烦躁不安、双手抓紧喉咙，最后意识丧失。

小贴士：周围人发生气道阻塞应该如何处理

当身边有人发生气道阻塞时，应立刻采用海姆立克急救法进行施救，当自己不知道应该如何进行急救时，则应立即拨打120急救电话，接线员会在电话中提供急救指导。

当患者正在咳嗽时，不要试图去拍打其背部。咳嗽提示气道部分阻塞，拍打患者背部会导致异物下移而使得气道完全阻塞。等待患者咳出异物或表现出气道完全阻塞的症状时再干预即可。

气道异物引起呼吸困难而导致窒息时情况往往非常紧急，数分钟内就可能导致患者呼吸、心跳停止，这种危急情况对施救者的急救水平要求较高，大部分人并不具备足够的急救能力，因此在加强急救技能学习的同时更重要的是从源头预防气道异物误吸，尤其是对婴幼儿，进食时不要哭笑、跑跳、打闹、说话，不要将容易引起气道阻塞的小物件放在婴幼儿能取到的地方，同时要养成"食不言，寝不语"的好习惯。另外，要特别关注老年人，不易咀嚼的食物一定要烹饪至软烂；在卧床进食的时候，一定要把床头抬高，这样做可以减少异物阻塞气道的风险。

如何开放气道

一名不到 30 岁的年轻男子，睡觉时因为打鼾引发呼吸暂停，不幸离世。这名男子长期存在打鼾的问题，事发前他像往常一样入睡，睡后鼾声也像往常一样时大时小，断断续续。让家人没想到的是，这一睡，这个年轻人就再也没有醒过来……

打鼾非常常见，许多人甚至认为鼾声越响证明睡得越沉、睡得越香。事实上，打鼾不但影响睡眠质量，还有可能因气道不能正常开放而危及生命。

小贴士：**如何有效减少打鼾的情况**

打鼾，医学上称之为睡眠-呼吸暂停综合征，成人及婴幼儿均可出现，是一种常见的气道阻塞的表现，舌根后坠为其最常见的原因。那么在睡觉的过程中应该如何有效缓解打鼾的情况呢？

1. 睡觉时交替采用左右侧卧位，避免平躺。侧卧位时后坠的舌根因重力作用会偏向一侧，阻塞的气道可部分打开，从而缓解打鼾情况。

2. 若侧卧有困难或无法侧卧，可尝试去枕平躺并在肩颈部垫软枕，以使颈部处于过伸位，减轻舌根后坠的程度。

3. 可购买家用无创呼吸机，在夜间睡眠时佩戴使用，协助保持气道通畅。

注意，以上方法仅可暂时缓解打鼾情况，但无法彻底解决打鼾的问题。打鼾是一种疾病，需要通过运动、减重、手术、药物等综合措施进行治疗。倘若长期存在打鼾的情况，需要及时前往正规医院进行检查和治疗。

那么，为了避免此类悲剧的发生，面对打鼾等气道不能正常开放的情况，我们又能做些什么呢？

可导致气道无法正常开放的情况

气道瘢痕狭窄　主要包括喉外伤、医源性损伤、喉部手术后遗症以及喉部发育不良、先天畸形。

喉外伤：常见于喉部挫伤、挤压伤、切割伤、火器伤、化学性烧伤等。

医源性损伤：如气管切开、插管性损伤、带气囊插管、人工呼吸。

喉部手术后遗症：如半喉切除术、声带肿瘤切除术。

喉部发育不良、先天畸形：如小喉畸形。

气道壁病变　如咽喉部软组织炎、咽后壁脓肿、扁桃体肿大、声带麻痹、气管软化、复发性多软骨炎，各种气管、支气管的良恶性肿瘤。

气道外部压迫　气道周围占位性病变，如食管癌、甲状腺癌，脓肿、血肿压迫。

气道内分泌物潴留　气道出血或大量痰液未能咳出，胃内容物大量吸入等，这些都是引起成人和儿童不同解剖部位气道阻塞的常见原因。

尽管导致上气道阻塞的原因多种多样，但在急救场景中，比较常见的病因是喉部肌肉松弛或张力丧失引起的舌根后坠，本文开始的案例就属于此种情况。

如何评估气道是否通畅

首先要对患者进行评估，以确定是否需要开放气道。具体流程如下。

评估患者有无反应　施救者跪于患者一侧，双手轻拍患者双肩，分别对患者双耳呼叫，判断患者有无反应。如果患者有反应，则施救者进一步询问患者是否需要医疗救助；如果患者无反应，则施救者应该立即寻求周围人的帮助拨打120急救电话并就近取用自动体外除颤器（AED），同时进行如下评估。

评估有无呼吸　观察患者胸廓起伏 5~10 秒，可同时感受其口鼻有无气流。

若患者有心跳和呼吸，仅需要正确开放气道。若患者有心跳而无呼吸，应打开口腔检查其口腔内是否有呕吐物、分

小贴士：*如何安全、有效*
清除患者口腔异物

1. 施救者在清除患者的口腔异物前应该确保自身安全：若患者牙关紧闭或抽搐，应使用开口器、牙垫或其他可及的物品，避免清除异物时手指被咬伤。

2. 清除固体或黏稠的液体时，施救者的拇指、示指应该交叉呈"剪刀手"，从一侧嘴角沿患者脸颊进入其口腔深部，掏出异物。注意手指一定要从患者的嘴角沿脸颊进入，否则可能将异物进一步推入咽喉部，加重气道阻塞。

3. 清除稀薄液体时，优先使用吸引装置吸出；若手边没有合适的吸引装置，可将纱布裹缠在手指上予以擦出。

4. 施救者在清除呕吐物后，应立即将患者的头偏一侧，防止呕吐时胃内容物或血液再次阻塞气道。

泌物或异物，如果看到呕吐物、分泌物或异物，则应立即予以清除，但应注意确保清除方法安全、有效，之后立即开放气道并给予人工呼吸。

如何开放气道

开放气道是对患者施救的非常重要的环节，如果气道开放不规范，可能会事倍功半，甚至加重病情。开放气道的方法很多，除建立人工气道外，常见的徒手开放气道的方法主要有以下三种。

仰头举颏法　施救者将一手掌小鱼际肌（小拇指侧）置于患者前额，下压使患者头部后仰，另一手的示指和中指置于靠近患者颏部的下颌骨下方，将颏部向前抬起，帮助患者头部后仰，开放气道。必要时施救者可用拇指轻牵患者的下唇，使其微微张口。

特别
提醒

施救者的中指和示指着力点在患者的下颌骨，而非颌下软组织，否则反而容易出现阻塞气道的情况。注意不要过度上举颏部，否则患者容易出现口腔闭合问题，头后仰的标准应该是耳垂和下颌角连线与地面垂直的位置。

仰头抬颈法　患者仰卧，施救者一手抬起患者的颈部，另一手以小鱼际侧下压患者的前额，使其头后仰，开放气道。

双手抬颌法 患者平卧，施救者用双手从两侧抓紧患者的双下颌并托起，使患者头略后仰，下颌骨前移，即可开放气道。此法适用于颈部有外伤或怀疑有颈椎损伤者，以下颌上提为主，不能将患者头部过度后仰及左右转动。

特别提醒

颈椎损伤或怀疑有颈椎损伤者只能采用该方法开放气道。不宜采用仰头举颏法和仰头抬颈法，以免进一步损伤脊髓。医生通常采用气管插管的方式为患者开放气道。气管插管是将一根特制的气管内导管通过患者的口腔或鼻腔，经声门置入气管或支气管内，为通气供氧、呼吸道吸引等提供最佳条件，是抢救呼吸功能障碍患者的重要措施。

人 工 呼 吸

对于有心跳无呼吸的患者，是不需要进行胸外按压的，在正确开放气道后，施救者需要对其进行人工呼吸。人工呼吸的方法有口对口人工呼吸或使用球囊面罩进行人工呼吸，频率是每5~6秒一次，每次吹气持续1秒钟。

持 续 观 察

在120急救人员到达现场前，除给予患者上述救治措施外，施救者每隔两分钟要对患者进行一次评估，如果发现患者心跳消失，则需要立刻进行心肺复苏。

气道开放是人正常呼吸的必备条件。一旦发生气道阻塞，不仅影响呼吸，更可能引起窒息甚至猝死。在医院里，医生通常会采用气管切开术以解除喉源性呼吸困难、呼吸功能失常或下呼吸道分泌物潴留所致呼吸困难。气管切开术是一种比较常见手术，具体方法是切开颈段气管，放入金属气管套管或硅胶套管以恢复通气。对于普通人，在日常生活中应该能够及时评估患者气道通畅情况并正确开放气道，这样往往能在意外发生的第一时间挽救身边人的宝贵生命，这是我们每个人都应该掌握的一项急救技能。

海姆立克
急救法

　　每一个经历过气道异物的人都无法忘怀那生死一线的感觉。气道被异物堵住无法呼吸，瞬间心跳加速、不能言语、烦躁不安，然而自己除了用双手卡住脖子，惊恐徒劳地拼命无效吸气外，什么都不能做。这时身边人应该怎样才能帮助患者呢？

　　海姆立克急救法是目前最常用、最简单易学的解决气道阻塞的方法，当婴儿、幼儿、成人发生气道阻塞时，均可以采用这种方法进行急救。

海姆立克急救法的基本原理

　　海姆立克急救法也被称为腹部冲击法，是利用冲击腹部——膈肌下软组织产生向上的压力，压迫双肺下部，从而驱使肺部残留空气形成一股气流，这股带有冲击性、方向性的长驱直入于气管的气流，能将阻塞气道、喉部的异物排出，使人获救。

如何实施海姆立克急救法

拨打120急救电话　施救者应先请人拨打120急救电话，详细告知患者所处的具体地点及患者的具体情况，之后应该立即采用海姆立克急救法对患者施救。

1岁以下的婴儿　为避免损伤1岁以下婴儿腹腔脏器，不可使用成人海姆立克手法，而应改为用拍背法和压胸法进行急救。

拍背法：施救者取坐位或单膝跪地，使婴儿俯卧于施救者手臂上，婴儿两条腿分开骑跨在施救者的手臂两侧。施救者将前臂靠在自己的膝盖或大腿上，用手托住婴儿的头及下颌，使婴儿的头部低于胸部。施救者用另一手的掌根部向前下方用力叩击婴儿背部两肩胛骨连线中点，连续拍打5次。

压胸法：当拍背法无效时，施救者可将婴儿翻转过来，用手臂托住婴儿的头背部，保持婴儿的头部低于躯干，两条腿骑跨在施救者的手臂之间。施救者在婴儿两乳头连线中点下方、胸骨下半段用示指及中指进行压胸，连续按压5次。

若异物未排出，则重复拍背法和压胸法，直到异物排出或者急救人员到来。

 切忌将婴儿双脚抓起倒吊拍打其背部，这样做会增加婴儿颈椎受伤的危险。

婴幼儿 常在进食或口含异物而嬉笑、打闹或啼哭时发生气道阻塞。此时婴幼儿表现为突然呛咳、停止活动、不能哭泣和发音、呼吸急促、皮肤发紫，严重者可迅速出现意识丧失，甚至呼吸、心跳停止。

儿童或成人 发生气道阻塞时会出现海姆立克征象，即"三不能"+"V形手"。"三不能"是指患者不能说话、不能呼吸、不能咳嗽；"V形手"是指患者在出现"三不能"的同时，双手不由自主地呈V形紧紧抓住自己的喉咙。当身边有人出现这种表现时，我们应该立即询问其是否被异物卡住喉咙了，如果此时患者能够配合，如点头，说明他的意识是清楚的，这时可以立即对患者实施海姆立克急救法。

1岁以上的儿童和成人 施救者站在患者背后，前脚置于患者双脚间，呈弓步状，用手将患者背部轻轻向前推，让患者身体略前倾，使其嘴张开，以利于异物排出。施救者一手握空拳，用拇指侧顶住患者的上腹部（即肚脐以上、胸廓以下的位置），另一手抓住握拳的手，快速向后、向上挤压冲击患者的腹部，约每秒1次，反复冲击，直至异物排出。

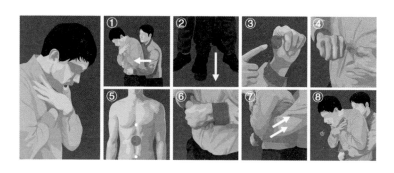

体型比较大或已昏迷的患者 应使患者平卧，开放气道，施救者骑跨在患者腰部，一手覆于另一手掌背面，两手同向，将下面一手的掌根放在患者腹部脐上两横指处，施救者手臂伸直，用身体重量快速向上方冲击患者的上腹部，直至异物排出。

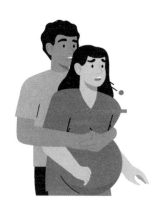

妊娠或过度肥胖患者 应当采用胸部环绕冲击法，使患者身体前倾，施救者站在患者背后，用两手臂环绕患者的胸部，连续向后冲击施压，直至异物排出。

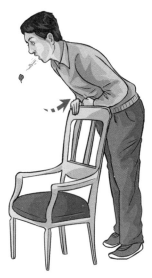

自救 患者一手握拳，拇指侧对准肚脐上方，另一手抓住握拳的手，向后上方快速冲击腹部，或用固定物体（如桌子的边缘、椅背、扶手、栏

杆等）的边缘挤压上腹部，快速向上冲击。重复此动作，直至异物排出。

小贴士：**海姆立克急救法的注意事项**

如果是儿童（1~8岁）发生气道阻塞，实施海姆立克急救法的动作要领与成年人一样。如果儿童比较矮，成人施救时需要坐、跪在儿童身后，双臂环绕儿童腰部，便于双手握拳置于其身体前部。

如果是不完全性气道阻塞，应首先让患者自行咳出异物，若无法咳出，再使用海姆立克急救法，如果实施了以上措施，患者仍没有呼吸，并且很快出现意识丧失，无法保持直立等表现，此时施救者应将患者安全地放倒在地上，迅速确定患者无意识、无呼吸后，即可开始进行心肺复苏。

通过海姆立克急救法将异物排出后，应立即将患者送往医院进行检查，首先确认气道内是否还存在残余的异物，其次检查是否存在脏器损伤。

海姆立克急救法只适用于气道阻塞的情况，不适用于食管异物的紧急处理，这是由于肺内向上冲击的气体不会经过食管，故无法排出食管内的异物。

扫描二维码观看

海姆立克
急救法

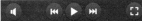

异物阻塞气道严重时会导致窒息，从发生窒息到心搏骤停的时间约为 12 分钟，海姆立克急救法越早实施效果越好。每个人都应该掌握海姆立克急救法，因为它能够帮助我们在紧急情况下迅速恢复气道通畅，关键时刻能挽救自己和他人的生命。

第五篇

意识丧失与抽搐

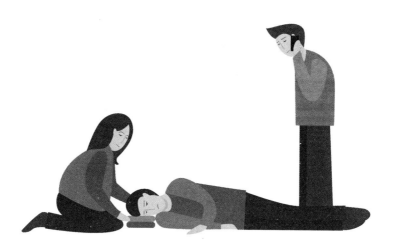

晕厥

什么是晕厥

晕厥是一种短暂的意识丧失或晕倒症状，通常由于大脑缺氧或血液供应不足引起，具有突然发作、可自行恢复、恢复后一般不留后遗症的特点，可能是身体在应对某种刺激或情况时的一种自我保护机制。

晕厥的常见原因

血压下降　如心脏问题、低血糖、低血容量、心律不齐等。

刺激反应　如看到血液、极度恐惧、过度疲劳等。

呼吸问题　如窒息、缺氧等。

疾病或药物作用　如卒中、癫痫、心脏病发作、药物的不良反应等。

晕厥的表现

晕厥通常是短暂的，人们会在几秒钟到几分钟内恢复意识。在晕厥期间，人们通常会突然失去意识，表现为面色苍白、皮肤湿冷、大汗淋漓、肢体无力、脉搏微弱等。

晕厥的紧急救治

当患者有眩晕感时，应该立即让其躺平。施救者可以跪在地面上，抬高患者的下肢以快速改善其脑部的血流供应。注意观察患者面色有没有恢复的迹象。

确保患者能呼吸到充足的新鲜空气，如果在室内，请他人帮忙打开窗户。另外需要请在场的围观者散开。

> **小贴士：其他可能引起眩晕感的疾病**
>
> **梅尼埃病** 是一种特发性内耳疾病，临床表现为突然发作的旋转性眩晕、波动性听力下降、耳鸣等，病因尚不清楚。
>
> **耳石症** 耳石症也叫良性阵发性位置性眩晕，是一种常见的外周性前庭疾病。以反复出现的位置性眩晕或头晕为特征，表现为当头部迅速运动至某一特定位置时出现的短暂阵发性发作的眩晕和眼震。

当患者恢复后，施救者应该对其进行安抚并帮助他缓慢坐起来。

特别提醒 晕厥有可能是严重疾病的表现，因此当患者从晕厥状态中恢复后，应建议其到医院就诊，接受医生的检查以排除其他疾病。

休克

什么是休克

休克是一种严重的病理状态，其特征是当人体受到各种严重致病因素侵袭后，有效循环血量急剧减少，导致重要脏器功能代谢紊乱。休克通常是由于循环系统无法有效维持组织和细胞的氧气和营养供应所致。

休克的常见原因

休克可能由多种原因引起，如严重失血、严重感染、严重过敏反应等。

休克的表现

休克的症状可能包括血压下降、心跳加快而脉搏微弱、面色苍白、冷汗淋漓、末梢循环差（按压甲床往往不能立刻恢复颜色）、呼吸急促、虚弱、眩晕、口渴、表情淡漠、反应迟钝，甚至意识丧失。

休克的紧急救治

如果不及时采取措施进行紧急救治，休克可能会危及患者的生命。面对休克的患者，施救者应该在第一时间拨打120急救电话，力争第一时间将患者送往医院救治。拨打电话后，施救者应该立即让患者取平卧位，头部抬高15°~20°，下肢足部抬高20°~30°，尽可能保证重要脏器的供血。检查患者的口腔，清除口腔内的分泌物以及异物（如义齿），确保气道通畅以防窒息。在等待急救人员到达的过程中，应该注意为患者保暖，如果条件允许，可以为患者吸氧。

昏迷

什么是昏迷

昏迷是人类意识障碍的最严重阶段，表现为无法醒来、对外界刺激无反应。昏迷可能是由于脑部受到严重损伤、中毒、血液循环不良或其他严重疾病所致，在昏迷状态下，大脑的正常功能受到严重干扰，患者无法主动交流或感知周围环境。

昏迷的常见原因

头部创伤 剧烈的头部撞击或其他形式的创伤可能导致脑部损伤，进而引发昏迷。

脑血管意外 脑卒中或脑动脉瘤破裂等脑血管意外可能导致昏迷。

接触有害物质 吸入有毒气体、过量饮酒、药物滥用或误食毒物等可能引发昏迷。

血糖异常 若血糖水平过低，可引发低血糖昏迷；若血糖水平过高，可引发高血糖昏迷。

低氧血症　氧供应不足（如窒息、呼吸衰竭等）导致身体无法获得足够的氧气，可以引发昏迷。

代谢紊乱　肝性脑病等代谢性疾病可能导致昏迷。

昏迷的表现

患者突然意识丧失，呼之不应，对于外界刺激无反应，但还存在呼吸和心跳。

昏迷的紧急救治

面对昏迷的患者，施救者应该在第一时间拨打120急救电话，之后立即让患者平躺，头偏向一侧，不要在其头下垫枕头等物品，尽可能保证大脑的供血。检查患者的口腔，清除口腔内的分泌物以及异物（如义齿），确保气道通畅以防窒息。在等待急救人员到达的过程中，避免搬动患者，也不要给患者喂水、喂药，以防窒息。

低血糖昏迷

低血糖是指成年人血糖<2.8mmol/L，糖尿病患者血糖<4mmol/L，此时大脑皮质、皮下中枢将会受到影响，出现一系列症状。在日常工作或生活中很多人曾经发生过这样的情况：心悸、大汗、饥饿、手抖、面色苍白，严重者甚至出

现神志不清、昏迷等，其实这就是低血糖的表现。持续、严重的低血糖可以导致脑细胞发生不可逆损害，甚至死亡。不管什么原因引起的低血糖危象都需要紧急处理。

 特别提醒 低血糖昏迷是糖尿病最常见和最严重的并发症。延误治疗会导致脑损害，甚至死亡。抢救低血糖昏迷，迅速补充葡萄糖是决定预后的关键。

哪些原因会导致低血糖

使用药物：这类低血糖多数发生于糖尿病患者，常由过量注射胰岛素或服用降糖药，以及用药后没有及时进食所致。

长时间未进食：人体在长时间未进食后就无法维持足够的血糖水平，引发低血糖。

大量饮酒：酒精会抑制肝糖原的合成，同时还会加速糖原的分解，导致血糖水平下降。

进食反应：进食大量含糖食物，如大量食用荔枝，荔枝中含有大量葡萄糖和果糖，食用过多的荔枝会迅速升高人体血糖水平，刺激胰岛素分泌，当胰岛素的分泌超过人体的需求时，会导致血糖水平下降。

疾病原因：某些疾病，如肝病、肾病、胰腺疾病等，可能导致低血糖，如胰腺肿瘤会分泌大量胰岛素，导致低血糖。

哪些情况意味着正在发生低血糖

交感神经兴奋症状： 多汗、饥饿、感觉异常、震颤、心悸、心慌、焦虑、紧张、面色苍白、软弱无力、心率加快、四肢冰凉。

中枢神经系统症状： 意识模糊、定向力及识别力逐渐丧失、嗜睡、肌力低下，甚至昏迷。

低血糖的特殊表现： 如日常行为、精神正常的人突然出现行为异常、精神异常，这时应该先为其测血糖以排除低血糖。婴幼儿出现脸色苍白、心率增快明显等表现时需要排除低血糖。

如出现上述症状和体征，需要尽快使血糖恢复到正常水平，低血糖情况继续恶化。

出现低血糖症状时如何自救 出现低血糖症状时可以通过立即进食含碳水化合物食物来纠正低血糖，如含糖饮料、饼干、面包、馒头。对于同时服用糖苷酶抑制剂的患者应进食单糖类食物以纠正低血糖。通常在进食含糖食物后数分钟，低血糖症状即可缓解。对于意识不清的患者，可以将白糖放于患者舌下。如果在采取上述措施后低血糖症状没有缓解，则应该尽快到医院就诊。

低血糖反复发生应该如何处理　如果反复出现低血糖症状，应该及时到医院内分泌科就诊，明确病因后在医生的指导下进行对症治疗。如已经确诊糖尿病，应该定期复诊，严格按照医嘱用药，定期监测血糖，随身常备可以纠正低血糖的食物，掌握发生低血糖时的自救方法，如效果不佳则应尽快到医院就诊。

小贴士：**发生糖尿病酮症酸中毒怎么办**

糖尿病酮症酸中毒起病非常迅速，是内科急症，如不进行有效治疗，可导致患者昏迷甚至死亡。

如果糖尿病患者近期血糖控制不理想，既往症状加重，同时出现恶心、呕吐、呼气带有烂苹果味、意识模糊等症状，应该怀疑糖尿病酮症酸中毒的可能性，必须尽快就医并住院治疗。

扫描二维码观看

低血糖的

急救

什么是癫痫发作

一男子在上班途中突然倒地，四肢抽搐，口吐白沫，双眼上吊，持续约 2 分钟后症状自行缓解，神志逐渐清楚，不能回忆刚才发生的事情。以上情况我们或多或少在影视剧中看到过，很多人对此也有一定了解，这位男子是癫痫发作。

癫痫发作就是脑部神经元高度同步化异常放电所导致的发作性、刻板性症状。脑部神经元同步化放电的范围越大，癫痫症状越明显，称为癫痫大发作，如全身抽搐、口吐白沫、大小便失禁等；如果脑部神经元同步化放电的范围较小，称为癫痫小发作，症状可能是局部肢体抽搐、感觉异常等。

癫痫发作的诱因

癫痫发作的诱因有很多，且因人而异，常见的诱因包括漏服药物、感染性疾病、脑部疾病、情绪因素等，还有一些不良生活习惯，如吸烟、饮酒、熬夜、暴饮暴食等，都会引起癫痫发作。但是并非所有癫痫患者都会受到这些因素的影响，具体的诱因还需要根据个人情况具体分析。

癫痫发作的先兆症状

一般情况下，患者在癫痫发作前会出现先兆症状，如感到十分疲惫、情绪难以控制，或者眼前出现闪光，视物的颜色、形状、线条扭曲，或是听到一些声音，如敲打声、钟声、嘶嘶声，这些都可能是癫痫发作的先兆症状。

如何判断患者是否为癫痫发作

癫痫可以分为两类，即全面性癫痫和部分性癫痫。

全面性癫痫　即所谓的"癫痫大发作"，患者会出现全身抽搐、四肢肌肉强直、双眼上吊、口吐白沫、大小便失禁等症状。

部分性癫痫　即所谓的"癫痫小发作"，患者会出现肢体局部瘫痪、感觉异常等，还会伴随部分不典型症状，如不停咀嚼、吸吮、双眼呆滞、搓手以及其他无意识动作，持续时间短暂。值得注意的是，部分癫痫小发作会逐步扩大，引发脑部其他部位神经元放电，进而引起癫痫大发作。

不管是癫痫小发作还是癫痫大发作，在发作之后患者通常会恢复到正常状态，这就与导致持续性症状的其他器质性疾病产生了明显的区别。当然，确诊癫痫需要进行脑电图检查，确定脑部有无异常放电，只有在出现癫痫症状的同时具备脑部异常放电的脑电图证据，才可以确诊癫痫。

癫痫发作
的紧急救治

在生活中，当我们遇见有人表现为癫痫发作，可以采取以下措施来帮助患者。

保 持 冷 静

施救者在目睹患者癫痫发作时，应尽量保持冷静，不要惊慌失措。首先应该观察周围环境是否安全，确保在相对安全、开阔的环境中对患者进行急救。

给予保护，观察症状

在患者癫痫发作时，施救者应该保持冷静，不要试图通过强行按压患者的肢体而阻止其抽搐，目前没有任何非药物方法能被证明可以有效终止或减轻癫痫发作。在患者癫痫发作时，施救者只须保证患者所处的环境是安全的，把他身边的物品移开，以免他受伤。施救者需要密切观察患者症状出现的时间、持续的时间、表现方式等信息。

保 护 头 部

在患者癫痫发作时，施救者应尽可能保护患者的头部，避免剧烈抽搐引起头部损伤或头部撞击，可以使用软物或折叠好的衣物来垫住患者的头部。

侧 卧 位

施救者应将患者摆放为侧卧位或者平卧位，同时将头部偏向一侧，迅速查看患者口腔内是否有呕吐物等，如有义齿应帮助其摘除，避免患者发生窒息。

安 抚 患 者

在患者癫痫发作时，施救者应尽可能安抚患者的情绪，减少惊恐和不安等负面情绪对患者的影响。

如果患者的癫痫发作持续时间过长，如超过 5 分钟，或者频频发作，应立即将患者送往医院急诊室进行治疗或拨打120 急救电话。医生接诊后会及时给予患者抗癫痫药物，阻止脑部异常放电。

 待癫痫发作结束后，患者应该及时到医院就诊，以便医生为其进行进一步检查。

小贴士：在癫痫发作期需要向患者口中塞东西吗

在癫痫发作时，患者通常牙关紧闭、肌肉痉挛，所以有可能出现舌头被牙齿咬伤的情况，家属或周围人看到患者的嘴角流出鲜血往往会非常紧张。即便如此，也千万不要向患者的口中塞任何物品，如木棍、毛巾。这是由于患者牙齿咬合的力量非常大，很可能会咬碎放入口中的物品而导致窒息。

如何预防癫痫发作

定 期 服 药

如果患者已经被诊断为癫痫，在医生的指导下按时服用处方药物是控制或预防癫痫发作的最有效方法。不要在未经医生建议的情况下自行停药或更改剂量。

保持规律的作息时间

遵循固定的睡眠和饮食时间可以帮助患者减少癫痫发作的风险。

避免过度饮酒

大量饮酒可以引起癫痫发作。

避免睡眠不足

睡眠不足会导致疲劳，进而使癫痫发作的可能性增加。

避免过度运动

过度运动会导致身体疲劳，从而引起癫痫发作。

预防头部创伤

尽可能避免进行可能导致头部受伤的活动，如擦玻璃或参加接触性运动比赛。对于参加高风险活动的人，如滑滑板，必须佩戴安全头盔。

避 免 诱 因

特定的食物、情感压力或其他身体、心理和环境因素可能引起癫痫发作，患者需要尽量避免上述因素。

在日常生活中，应避免可能引起癫痫发作的诱因，如过度疲劳、精神紧张、过度饮酒等。同时，还需要坚持按时服药，保持规律的作息、减少电子设备的使用时间，这样可以在一定程度上控制癫痫发作的频率和持续时间。以上措施虽然不能完全消除癫痫发作的风险，但是可以降低其发生的概率，从而达到预防癫痫发作的目的。但是请注意，在采取这些措施的同时，需要咨询医生并听从其建议，不要自行停药或更改治疗方案。

总之，癫痫发作虽然让人感到恐惧，但随着现代医学的进步，癫痫的治疗方法逐渐多样化，有很多方法可以有效控制病情。通过遵循医生的建议、注意一些日常生活中的细节，癫痫患者同样可以过上健康、幸福的生活。

高热惊厥

很多婴幼儿在发热时会出现抽筋的情况，家长对此非常紧张。所谓的"发热抽筋"，在临床上被称为高热惊厥，是指由发热引发的抽搐。这种情况多见于体温上升阶段，主要发生在婴幼儿，可能和孩子神经发育不成熟有关。

高热惊厥的表现

发生高热惊厥时，孩子往往全身僵直、四肢抽动、双眼上翻、意识不清，甚至口吐白沫、大小便失禁。

高热惊厥的紧急救治

1.家长或施救者帮助婴幼儿侧卧，将其头偏向一侧，防止误吸。

2.拿开婴幼儿身边的尖锐物品，如带有尖刺的玩具，防止其受伤。

3.如果婴幼儿的衣服过紧，可以帮助其松解衣服。

4.降低体温、控制高热，在婴幼儿前额、腋下、大腿根处放置冷毛巾，并经常更换，必要时可给予解热镇痛药。

5.在条件允许的情况下，家长或施救者可用手机拍摄婴幼儿发作时的表现，以便医生准确了解病情。

大部分高热惊厥持续时间很短，通常会在几分钟内自行缓解。如果高热惊厥持续超过 15 分钟，需要及时拨打 120 急救电话。

 待孩子恢复正常后，建议家长及时带孩子就医，以便医生排除其他疾病所致惊厥。

小贴士：**高热惊厥时不要做什么**

1.家长或施救者不要方寸大乱、惊慌失措，保持镇静才能最大程度地保护和帮助孩子。

2.不要让孩子仰头躺着，这样容易增加窒息的风险。

3.不要把手指伸进孩子的嘴里，也不要拿其他东西给孩子咬，这样只会增加窒息的风险。

肌肉痉挛

肌肉痉挛，俗称"抽筋"，是一种肌肉自发的强直性收缩，最为常见的是小腿肌肉痉挛，往往突然发生，疼痛剧烈，如果在游泳时发生，可能会使人溺水。引起肌肉痉挛的原因很多，比较常见的原因包括过度疲劳、出汗过多、电解质紊乱等。女性在孕中晚期随着胎儿逐渐长大，腹压不断增高，下肢血液循环不畅，亦常发生小腿肌肉痉挛。

肌肉痉挛的紧急救治

通过针对局部肌肉的热敷、按摩，即可有效改善肌肉痉挛症状，这种情况通常无须送医。运动时或运动后小腿出现肌肉痉挛，应伸直膝关节，用手抓住前脚掌向头端适当用力压；用手揉捏小腿肌肉可使痉挛缓解，有条件者可配合热敷。

肌肉痉挛的分类

肌肉痉挛可分为全身性和局部性。

全身性肌肉痉挛 多与癫痫、破伤风、狂犬病及其他神经肌肉疾病有关，需要及时就诊。神经肌肉疾病，如肌萎缩侧索硬化、强直性肌营养不良、肌强直、僵人综合征等，可出现全身性肌肉痉挛，手握拳难以伸开，可伴有肌肉无力、疼痛、肌肉萎缩或肥大等表现。

局部性肌肉痉挛 多有长时间剧烈运动、过度疲劳或受凉等诱因，可以通过热敷、按摩等方式缓解，通常无须就医。

哪些肌肉痉挛需要紧急送医

★有动物咬伤史，突然出现恐水、咽喉肌肉痉挛、呼吸困难、全身疼痛性抽搐，应高度怀疑狂犬病的可能，需要尽快拨打120急救电话。

★有外伤史，尤其是被带有铁锈的物体扎伤或刮伤史，伤口较深，未经过特殊处理，突然出现张口困难、牙关紧闭、头后仰，躯干呈弓状、苦笑面容、呼吸困难等，应高度怀疑破伤风的可能，需要尽快拨打120急救电话。

★全身肌肉强直，双眼上翻，牙关紧闭，呼之不应，可伴有小便失禁或舌咬伤，应注意癫痫发作。如果患者在几分钟后发作停止，则无须送医，如出现持续5分钟以上的癫痫发作或癫痫频繁发作，需要尽快拨打120急救电话。

局部肌肉痉挛很常见，多见于剧烈运动或过度疲劳后。全身性肌肉痉挛或反复肌肉痉挛，尤其是有外伤或动物咬伤史，应尽快拨打120急救电话，此时的肌肉痉挛并不是普通的"抽筋"，需要医生进一步处理。

第六篇

意外伤害

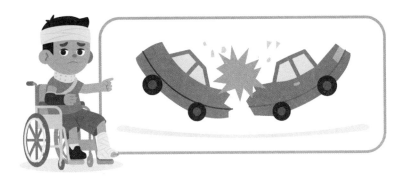

交通伤

交通事故是导致人类意外死亡的第一杀手，交通伤已经成为全世界亟待解决的公众健康问题，对于世界各个国家来说都是一个严峻的挑战，特别是对发展中国家，更是一个不可忽视的重要威胁。交通伤会造成巨大的经济损失和严重的疾病负担，导致的死亡率、致残率相当高。

交通事故之后的现场紧急救援是挽救生命的重要环节。交通事故救治黄金时间为 1 小时，如果我们每个人都能学习和掌握一些必要的交通事故现场急救常识，就能在急救人员到达之前为伤者争取一线生机。

如何预防交通伤

交通事故是非常重要但又容易被忽视的问题，因此不论是行人还是驾驶员，都应提高交通安全意识，严格遵守交通规则，努力做到"珍惜生命，注意安全"。同时，驾驶员应该注意保养和维护机动车，超过使用年限的机动车要坚决报废，机动车内要安装安全带、超速和/或障碍物警报器、反光镜、照明灯等。

如何进行交通事故现场急救

现场环境评估　施救者需要正确评估自己面临的潜在或正在发生的危险，最简单、最有效的方法是设置警示标志，它是防止连环车祸的重要方法。在一般路段，应在距离事发现场至少50m（晚上100m）处放置明显的警示牌；在高速公路，应在距离事发现场150m（晚上250m）外设置警示牌。在特殊情况下，如雨天或道路转弯处，应增加警示牌与事发现场的距离并打开车灯，以防继发性车祸。若没有警示牌，可使用反光背心、备用轮胎或车上其他醒目物品代替，做完上述工作后应该及时拨打交通事故报警电话和医疗急救电话。

按照ABCDE原则检查伤者情况

A 气道（airway） 判断伤者气道是否通畅、有无阻塞。

B 呼吸（breathing） 判断伤者呼吸是否正常，有无张力性气胸或者开放性气胸、连枷胸。

C 循环（circulation） 判断伤者有无体表或者肢体的活动性大出血，估计血压情况。

D 神经系统障碍情况（disability） 观察伤者瞳孔的大小、对光反射情况、肢体有无瘫痪，尤其注意是否存在颈椎损伤的情况。

E 充分暴露（exposure） 充分暴露伤者的受伤部位，以免遗漏危及生命的重要损伤。根据受伤情况采取相应的急救手段。

按照"先救命，后救伤"的原则对伤者进行紧急救治 "先救命，后救伤"，简单来说就是在必要的情况下先进行心肺复苏以挽救生命，之后再处理伤情。

对呼吸、心跳停止的伤者

★把伤者移到平坦结实的地面或硬板上，让伤者身体平躺，面部朝上。

★施救者跪在伤者胸部旁，将自己右手掌心对准伤者两乳头连线中点，左手叠压在右手掌背上，身体前倾，利用身体重量垂直向下按压伤者的胸廓，按压深度为5~6cm。在按压过程中施救者的手掌不要离开伤者的胸部。按压频率为每分钟100~120次。

★施救者托住伤者的颈部，使其头部后仰，同时用手指探查伤者的口腔，如果口腔内有异物，要将其清除干净。

★施救者用一只手捏紧伤者的鼻孔，用自己的双唇把伤者的嘴完全包住，向伤者嘴里吹气，吹气的时间要维持约1秒，使伤者的胸廓隆起。吹气完毕，施救者松开伤者的鼻孔，让伤者呼气。

小贴士：什么是内出血

体腔内出血，简称"内出血"多发生在人体受到钝物击打或碰撞后，实质性脏器（如肝脏、脾脏）破裂，血液积聚在体腔内，外表往往没有出血征象，但伤情会逐渐加重，进而发生休克、死亡。内出血也可由非外伤引起，如异位妊娠破裂出血等。如果伤者没有明显的外出血表现，但存在休克征兆，则应该怀疑内出血。

消化道出血是指从食管到肛门之间的消化道发生出血，可因消化道本身的炎症、机械性损伤、血管病变、肿瘤等因素引起，也可因邻近器官的病变和全身性疾病累及消化道所致。呕血是上消化道出血的特征性表现，呕吐物呈棕褐色或咖啡色。

发生内出血后，最初患者面色苍白或发绀、皮肤湿冷、口渴、出冷汗、脉搏快而弱、呼吸急促；随着内出血程度的加剧，患者可能出现烦躁不安、表情淡漠、神志不清、意识丧失等。

如果怀疑患者发生内出血，施救者应该立即拨打120急救电话或立即送患者去医院就诊。如果患者出现休克症状，应立即采取抗休克措施。在急救人员到达之前，施救者应密切观察患者的呼吸和脉搏，保持患者气道通畅。

施救者应先对伤者实施 30 次连续心脏按压，接着实施 2 次人工呼吸。

当交通事故发生后，现场的伤者通常会表现为惊慌失措，因此稳定伤者情绪非常重要，这样做不仅有利于急救的顺利开展，同时也能降低因恐惧、慌乱导致伤情进一步加重的可能性。

接下来，需要对伤者的伤口进行止血、包扎，对骨折部位进行固定，之后转运伤者。

人在遭遇交通事故后，即便从外表看来并没有受伤，还是建议去医院进行必要的检查，以确定是否存在内出血。

电击伤

电击伤是由电流作用于人体而引起的一系列病理事件，是一种相对少见但具有潜在破坏性的多系统损伤，可导致多个组织或器官功能障碍，具有较高的死亡率。绝大多数电击伤属于意外事件，是可以预防的。电击伤的严重程度与多种因素相关，由电流引起的心搏骤停、中枢呼吸控制系统麻痹或呼吸肌麻痹等会导致患者立即死亡；严重烧伤（常见于高压电损伤）、心肌坏死、中枢神经系统损伤程度和继发性多系统、器官衰竭的存在与否则决定了患者的长期预后。

哪些人容易发生电击伤

在美国，每年估计有 4 400 人发生电击伤，400 人死于电击伤；多数成人电击伤发生在职业环境当中，尤其是矿工、电工和建筑工人。职业环境中遇到的所有触电事件中，至少有一半是由于与电力线接触而发生的，约 1/4 是由于使用电力工具造成。近 20% 的电击伤发生在儿童身上，他们多数在家中触电受伤，主要是通过接触电线或电源插座，或通过导电的物品（如金属钥匙、别针）触电。在自然界中，雷电造成

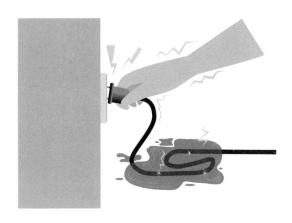

的电伤害死亡率很高，每年雷电约造成 100 起电击伤亡事故。

电击伤对人体的损害

电击伤对人体的损害包括直接损害和间接损害。

直接损害　是电流对身体各组织造成的损害，是由电流对细胞膜的直接作用、细胞去极化和电穿孔造成的；或由电能转化为热能造成的，这是电击伤引起烧伤的原因。

间接损害　往往由电击伤时严重的肌肉收缩导致，如肌肉收缩引发跌倒导致的多发创伤；或由于衣服或其他可燃材料被电弧点燃后产生的烧伤所致。

哪些因素决定了电击伤对人体的损害程度

决定电击伤严重程度的因素包括电流类型、电压、电阻、电流路径以及电场强度。

电流类型 电流可分为直流电与交流电，家庭用电多为交流电，而大多数电池中的电流为直流电，如除颤仪为直流电，自然界中的雷电也是直流电。交流电往往比直流电更危险，且低频交流电的危害高于高频交流电，这是由于低频交流电会引起肌肉强直性收缩，导致患者无法摆脱电源，从而延长与电源的接触时间。一般来说，交流电的破坏性是同等电压和电流的直流电的 3~5 倍，因为直流电仅引起一次抽搐或收缩，人可以很快脱离电源。大多数人可以在 1mA 的电流下感知到电能。

摆脱电流是指即使导致肌肉收缩但仍能被患者摆脱的电流，摆脱电流大小受个体肌肉质量与重量的影响。

不同强度电流对人体的影响

电流强度	对人体的影响
1mA	几乎感觉不到刺痛感
16mA	人体最大摆脱电流
20mA	肌肉强直
21~50mA	呼吸肌麻痹、呼吸停止
51~100mA	是引发心室颤动的阈值
2A	心脏停止跳动、内脏器官受损
15~30A	普通家用断路器电流

电压 根据欧姆定律，电流大小由电压与电阻决定，实际电击伤事故中，电压是触电后唯一能够确定的，因此在其

他条件相同的情况下，电压越大，电击伤损伤越严重。我国的家用电压常为220V，高压电通常会导致深度烧伤，而低压电（110~120V）更倾向于导致手足抽搐等表现。

雷电是高压电中的特例，雷电的电压通常>3 000 000V，可以产生>200 000A的电流，电能转化为热能后温度可超过50 000℉（约2 760℃），但雷电的持续时间只有1~2毫秒，因此在极短时间内雷电通常不会引起烧伤。

雷电、高压电、低压电三者的比较

比较项	雷电	高压电	低压电
持续时间	瞬间	短暂	较长
电流类型	直流电	直流电	大多数为交流电
心搏骤停的原因	心脏停搏	心室颤动	心室颤动
呼吸骤停的原因	呼吸中枢障碍	间接损害或呼吸肌强直性收缩	呼吸肌强直性收缩
烧伤	很少发生	常见，多为深度烧伤	常见，多为浅表烧伤
急性死亡率	高	中等	低

电阻　当电压相对接近时，影响电损伤严重程度的主要因素是电阻。由于皮肤具有广泛的抗电能力，当身体接触到电时，皮肤起着"看门人"的作用。

干燥皮肤的电阻因人而异，通常为40 000~1 000 000Ω，角质层越厚，电阻越大。比厚度更重要的是皮肤的含水量，单纯出汗会使皮肤的电阻降低至 1 000 Ω。湿润的皮肤（如人在浴缸或游泳池中）几乎不产生任何电阻，湿润的黏膜及破损的皮肤伤口处的电阻也可以忽略不计。大大降低的皮肤电阻会将电能传导至体内，继而导致更严重的内部器官损伤，从而将原本轻微的浅表损伤变为危及生命的严重电击伤。

人体平均电阻约为 500 Ω，不同组织的电阻不同，具体取决于脏器含水量和电解质的水平，因此皮肤、骨骼和脂肪有较高的电阻，通常会引起温度升高、灼伤和凝血；神经、血管和肌肉的电阻相对较低，容易导电。

电阻越高，电击伤造成的电烧伤越严重，皮肤的电阻特点使得电击伤中皮肤更易发生烧伤，但可大大降低内部损伤的严重程度，所以并不能通过皮肤外部的烧伤程度预测人体内部的损伤程度。当电流沿着肌肉、神经、血管等低电阻组织传播，到达具有较高电阻的部位时（如骨骼、肌腱），较高电阻部位烧伤更为严重。

电流路径　电击伤的严重程度还与电流路径相关，接触电源的位置为入口点，而接地点为出口点（可看见小的皮肤表面烧伤），电流由入口点流向出口点，流经的路径并不固定，通常为电阻较小的组织，如神经、血管。最常见的入口点是手，其次是头部，而最常见的出口点是脚。任何通过头部的电流都可能导致中枢神经系统损伤。如果电流从手到腿或手到手穿过身体，则会影响到心脏，导致致命性心律失常。

特别提醒 最危险的电流路径是入口点为左手、出口点为右脚，这种情况下电流会经过大多数重要脏器而导致人体死亡，因此中国的插座常常为"左零右火"。

电场强度 在确定组织损伤程度时还必须考虑电场强度。电场强度是根据电压及接触区域的大小来确定的。就电场强度而言，电压高但接触区域较大，与电压低但接触区域较小相比，其电场强度可能相等甚至更小。因此，有时候低压损伤可能与高压损伤有着相同的伤害程度。低电场强度一般会有瞬间不舒服（电击）的感觉，但不会造成严重损伤，而高电场强度往往会导致受累组织的电损伤或热损伤，并引发一系列风险。除电击伤本身外，高电场强度损伤可导致大量组织水肿，甚至骨筋膜隔室综合征。重度肌肉损伤可能导致横纹肌溶解、肌红蛋白尿和电解质紊乱，继而引发急性肾损伤。

特别提醒 骨筋膜隔室综合征表现为患肢明显肿胀、张力高甚至出现张力性水疱；局部表现为广泛、剧烈、进行性灼痛；感觉麻木或迟钝；受累肌肉的肌力减退。多发生于前臂掌侧和小腿。

特定器官损伤

电击伤是一种多系统损伤，没有任何器官可以免受电击伤的影响。

心脏　心脏比其他内脏更容易受到电击伤的影响，因为电流通常选择体内电阻较小的路径，如沿着血管和神经将电流传导到心脏。电损伤可通过两种方式影响心脏，即心脏损伤和心律失常。心脏损伤的严重程度取决于电压和电流类型，电压越高，心肌损伤越广泛，同样的电压，交流电比直流电造成的损伤更严重。心肌细胞坏死可能是幸存者迟发性心律失常的主要原因，血管壁内侧坏死可导致动脉瘤形成和破裂，小血管凝固性坏死会进一步加重心脏损伤。

低电流一般引起心脏节律异常，当电流大于 100mA 时可引起心室颤动，而高电流有可能引起心脏停搏。心脏停搏和心室颤动是电损伤非常严重的心脏并发症，除非立即进行心肺复苏，否则患者随时可能发生猝死。其他类型的心律失常，如窦性心动过速、不同程度的心脏传导阻滞和心房颤动等预后相对较好。

脑　在电流对人脑的急性损伤中，最严重的是对呼吸中枢的损伤，会导致患者呼吸骤停。急性损伤还表现为意识障碍、癫痫、记忆力障碍、视觉障碍、耳聋等，更严重时会出现脑出血或其他创伤性或缺血缺氧性脑损伤，导致患者昏迷。

 特别提醒 *脊髓也常受到电击伤的直接影响，导致瘫痪。*

呼吸系统 呼吸骤停是严重电击伤中急性死亡的常见原因之一，在许多案例中，缺氧而非大脑或心脏损伤是导致患者死亡的主要原因。实际上，肺组织不易导电，故很少直接因电流造成肺或气道损伤。呼吸骤停通常是由于呼吸中枢受损或继发呼吸肌强直性收缩所致的窒息。不过气道可因烧伤或吸入有毒烟雾和热碎片而造成间接损伤。

除了呼吸骤停外，患者还可能表现出其他呼吸节律异常，但多继发于其他器官功能障碍，而不是呼吸系统本身的特异性损伤。此外，电击伤患者有可能在治疗过程中出现呼吸系统并发症，如急性呼吸窘迫综合征。

皮肤 大面积皮肤烧伤是电击伤的常见并发症，电击伤中，电能会转换为热能造成各种皮肤损伤。损伤程度从局部红斑到全身烧伤。烧伤的严重程度取决于电流强度、接触区域和暴露的持续时间。大面积烧伤会导致皮肤脱水甚至感染、休克及多器官功能衰竭。

高压电产生的电弧引起的烧伤更为严重，电弧会迅速破坏皮肤的表皮，在接触点处形成典型的皮肤病变，表现为中心干燥、坏死，周围充血，此时皮肤电阻降低，使得电流迅速在体内传导，导致严重后果。

小贴士：**电击伤的其他损伤**

严重电击伤时肾脏极易发生缺氧缺血性损伤，可能继发肾衰竭。

骨骼系统可因严重的肌肉收缩或高处跌落而导致骨折。

电损伤会导致血管内皮受损而出现血管内凝血、小血管凝固性坏死。

部分患者还可能出现鼓膜破裂和暂时性神经性听力损伤。

周围神经可因局部烧伤、瘢痕、血管损伤或水肿而引起继发性损伤，表现为运动或感觉功能障碍。

电击伤还可导致各种非特异性临床表现，部分患者因自主神经功能障碍而表现为瞳孔固定或扩大，但可逆，因此瞳孔改变不应作为心肺复苏终止的指征。

雷电会导致患者出现短暂性角膜麻痹及自主神经不稳定后的高血压、周围血管痉挛。

相当一部分电击伤患者会出现创伤后应激障碍、焦虑、抑郁、慢性神经性疼痛等表现。

电击伤的紧急救治

对电击伤伤者实施紧急救治前，应首先关闭电源以确保

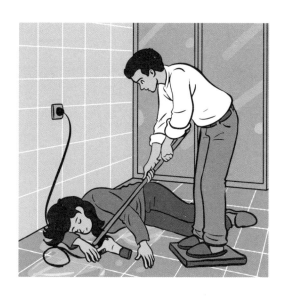

施救者的安全。对心搏骤停的伤者应该立即进行积极、长时间的心肺复苏并第一时间拨打 120 急救电话。对于任何严重电击伤的伤者都应假定存在脊髓损伤，采取合适的头部和颈部固定措施。

电击伤的预防

预防是对电击伤最好的治疗。

工作场所 首先，需要严格执行安全操作规程，定期检查电气设备，工作时与电源保持安全距离。其次，通过增加电阻的措施尽可能减少通过人体的电流量，如使用阻燃防护服、不导电的梯子或绝缘毯，以及使用自动断电设备（断路器、保险丝等）。最后，加强相关安全培训，提供心肺复苏设备，以便发生意外时进行及时抢救。

家庭 必须安装符合国家安全标准的电力装置，加强对儿童的教育和监督。为了降低儿童触电的概率，建议采取以下预防措施。

★在所有电源插座上安装儿童安全罩。

★将电源线放在儿童接触不到的地方。

★遵照说明书使用电器。

★避免在浴室或浴缸中使用电器。

★使用漏电保护断路器。

烧烫伤

烧烫伤是指由高温、化学物质等外界因素对人体组织造成的伤害。在日常生活中很容易发生，也是需要紧急处理的一种常见意外。

引发烧烫伤的常见原因

热水或热油烫伤 如日常生活中在洗澡或做饭时被热水或热油烫伤。

火灾或烟雾 在火灾现场吸入灼热且有毒的烟雾是导致人体严重烧烫伤的主要原因。

接触高温表面 直接接触高温物体表面，如炉子、热水壶或烤箱等，可导致烧烫伤。

接触化学物质 生活或者生产过程中接触某些化学物质可能导致皮肤或眼睛的烧伤，如带有腐蚀性的清洁剂等。

太阳暴晒 在阳光下长时间暴晒可能导致皮肤烫伤，尤其是在炎热的夏季长时间进行户外活动时。

在日常生活中，我们需要格外注意预防烧烫伤的发生，如避免接触高温物体表面、正确使用腐蚀性物质、外出时采用适当的防晒方式等。

烧烫伤的紧急救治

如果未及时对烧烫伤进行急救，可能导致伤势加重、并发感染，甚至引发生命危险。烧烫伤的严重程度取决于受伤部位、受伤面积等因素。不同类型的烧烫伤需要不同的急救方法。

物理性烧烫伤的紧急救治

步骤 1：冲。用流动的冷水冲洗伤口，时间 20~30 分钟。冲洗时注意水流缓慢，不要用较大的水流直接冲洗创面。

步骤 2：脱。反复冲洗后，轻轻脱掉或剪掉受伤处的衣服，不可暴力脱衣，以防受伤处皮肤受到二次伤害。

步骤 3：泡。可将受伤处再次泡在冷水中降温以缓解疼痛。

步骤 4：盖。用无菌敷料或纱布覆盖创面。

步骤 5：送。根据情况自行去医院或拨打 120 急救电话。

化学性烧烫伤的紧急救治

步骤1：冲。立即冲洗伤口。将受伤部位置于大量流动自来水或清水下冲洗，时间至少30分钟。

步骤2：除。去除污染物。如果污染物仍附着在皮肤上，施救者应在手套或其他物品保护的情况下小心地将其去除。

步骤3：包。包扎伤口。用无菌敷料或纱布包扎伤口。

步骤4：送。如果受伤面积较小、程度较轻，可以自行处理，其他情况应尽快前往医院诊治。

小贴士： *烧烫伤的注意事项*

不要直接使用冰块冰敷受伤部位。直接接触冰块可能加重损伤。

不要自行挤压和刺破烧烫伤后产生的水疱。水疱可以在一定程度上保护伤口并防止感染。

切勿直接在伤口上撒药粉或涂抹酱油、牙膏、香油、大酱等，以免感染、过敏或者伤口色素沉着。

不要撕去创面处残留的皮肤组织。

注意伤口的卫生和消毒，防止感染。如果伤口出现剧烈疼痛、肿胀或发红等症状，应及时就医。

烧烫伤的预防

儿童是烧烫伤的高发人群，因此家长需要为孩子提供安全的环境。首先，家长应该让孩子远离煤气、热水瓶、饮水机、饭锅等物品，盛有热汤、热饭的容器要妥善放置。此外，对于有幼儿的家庭，最好不要使用桌布，以免孩子玩耍时拉扯桌布发生意外。同时，火柴、打火机等可燃物以及具有腐蚀性的化学品应该放在孩子够不到的地方，以免孩子不小心使用或将其视为玩具导致火灾。家长应该随时监护孩子，尤其是在做饭、洗澡等需要使用热水或火的情况下。

中暑

每当夏日来临，全国各地气温逐渐升高，有些城市将开启火炉模式，气温甚至超过 40℃，同时各地关于高温导致中暑甚至死亡的报道开始逐渐增加，看到这些报道后，很多人会提出一些疑问：夏天为什么会中暑？中暑为什么会导致死亡？身边的人中暑后应该怎么做？

什么是中暑

在炎热天气，特别是高温、高湿、不通风的环境下，人体不能正确调节自己的体温，导致身体过热而出现的一系列症状称为中暑。中暑是以体温调节中枢功能障碍、排汗功能障碍以及水、电解质丢失过多为特征的一种疾病。有调查显示，半数中暑发生在室内。老年人和儿童等对温度的调节能力相对较差，更易遭受因高温导致的热伤害。

中暑的表现

根据我国《职业性中暑诊断标准》，中暑一般分为先兆中暑、轻症中暑以及重症中暑。

先兆中暑 也就是中暑的前期过程，通常表现为头晕眼花、恶心、乏力、注意力不集中、动作不协调等，此时体温一般正常或者轻微升高（小于38℃）。出现这些症状后，如果能够及时将患者转移到阴凉通风处休息、补充水分和电解质，一般短时间内即可恢复。

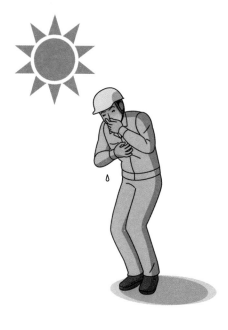

轻症中暑 除上述症状持续加重外，体温可升高至38℃以上，出现面色潮红、大量出汗、皮肤灼热等表现；或出现面色苍白、四肢皮肤湿冷、血压下降、脉搏增快等表现。如进行及时有效的处理，常于数小时内恢复。

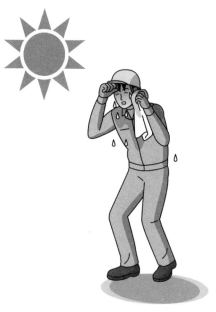

重症中暑　重症中暑可以分为三种类型，即热痉挛、热衰竭和热射病。

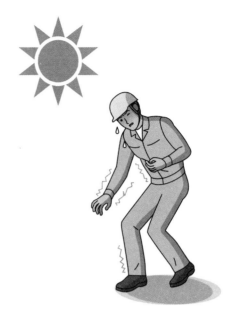

热痉挛：由于出汗过多导致口渴，大量饮水而没有补充相应的电解质，导致血液中的氯化钠浓度下降引起肌肉抽搐、肌肉疼痛等症状。

热衰竭：常发生于儿童、老年人以及慢性病患者。由于人体的水分及电解质丢失过多，导致血容量不足，进而引起头痛、头晕、胸闷、面色苍白、冷汗淋漓、脉搏细弱或缓慢、血压偏低等表现。

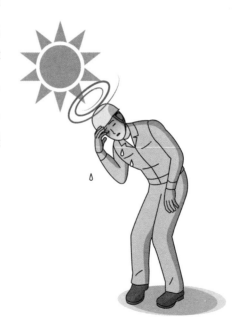

热射病：为中暑的最严重阶段，主要表现为高热（体温常在 40℃ 以上，甚至高达 42℃）、皮肤干燥、惊厥、嗜睡、昏迷、休克等。后期可能合并多器官功能衰竭，死亡率高达 20%~70%。

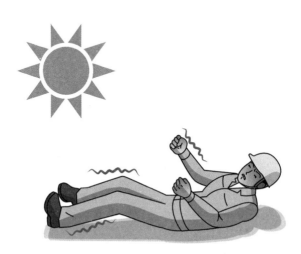

小贴士：**哪些人容易出现中暑**

需要预防中暑的重点人群主要有两类。

一类主要由于高强度体力活动引起机体产热过多而发病，常见于夏季进行剧烈运动或从事繁重工作的健康青年人，如在夏季进行训练的官兵、运动员、消防员、建筑工人等。

另一类常见于儿童、孕妇和年老体衰者，或者有慢性基础疾病者，这些个体自身体温调节能力较弱，通常是被动暴露于热环境引起机体产热与散热失衡而发病。

如何预防中暑

多喝水　饮用足够的水可以保持身体水分，防止脱水。在高温环境下，人体会通过出汗来散热，而水是汗液的主要成分，所以要时刻保持充足的水分摄入，可多饮用含有钾、镁和钙盐的防暑饮料。

避免高温环境　尽量避免长时间暴露在高温环境下。在夏季户外活动时，尽量选择早晨和傍晚时段，避免在中午到下午时段暴露在高温环境中。

适当穿着　穿着透气的衣服可以帮助身体散热，选择轻便的衣服和舒服的面料，如棉质衣服或运动衫。同时，戴上太阳帽和太阳镜，以避免阳光直射眼睛。

避免剧烈运动　在高温环境下，避免剧烈运动，特别是在中午到下午时段。可以选择在室内或者户外阴凉处进行低强度运动。

注意饮食　要选择清淡易消化的饮食，避免过度食用高热量食物，如油腻、辛辣和烧烤类食物。此外，多食用富含维生素和矿物质的水果和蔬菜，如西瓜、苹果、橙子、柠檬、黄瓜、番茄等，可以补充身体所需的营养素。

充分休息　在高温环境下，要给自己充足的休息时间，避免长时间连续工作或户外活动。每隔一段时间就要休息片刻。

中暑的紧急救治

★立即停止工作或者运动，撤离高温环境，转移到阴凉通风处休息、静卧。

★脱去身上多余的或者过紧的衣物。

★进行物理降温，快速散热。可用电风扇或者向患者皮肤喷洒冷水降温，也可将湿凉的毛巾放在患者的头部和躯干部或将冰袋置于患者的腋下、颈侧和腹股沟处，有条件者可以将患者除头部外的全身直接浸入冷水中进行降温。

★热射病患者的肌肉会出现抽搐，此时不要在患者口中放置任何物品，不要刻意制止患者的抽搐。建议用软物垫在患者身下以防止其受伤。应将患者的头偏向一侧，以防误吸呕吐物导致窒息。

★如果患者的症状未缓解，应当及时拨打120急救电话。

特别提醒 中暑后的半小时被称为"黄金半小时"，患者如果能在半小时内得到快速降温，有助于减少伤害、降低病死率。

扫描二维码观看
中暑的急救处
理与预防措施

小贴士：皮肤晒伤了应该怎么办

可以用冰水浸湿毛巾湿敷晒伤的皮肤，外擦保湿霜或炉甘石洗剂；如果疼痛明显，可以口服布洛芬缓解疼痛。

如果晒后皮肤表面出现水疱，则要注意不应自行挑破水疱，否则将增加感染的风险。如果皮肤出现脱皮，亦不要用手去撕，可以把已经脱落但还连在皮肤上的脱皮剪掉。

通常情况下，晒伤的皮肤在数日内即可恢复，但在这段时间内要注意防晒，避免再次晒伤。

预防中暑需要注意多方面因素，如饮食、睡眠、运动等，特别是要尽量避免长时间暴露在高温环境中，保持充足的水分摄入，定期休息。如果感觉身体出现异常，应立刻停止活动、及时就医。

冻伤

当人们在寒冷环境下暴露过久，会发生冻伤。冻伤是皮肤、肌肉和其他组织因缺氧和低温而受到的损伤，常见症状包括红斑、疼痛、水肿、皮肤发硬等，在极端情况下，可能出现组织坏死的情况。冻伤常发生在肢体的末梢和暴露的部位，如手、足、耳垂和面颊部。

冻伤由轻到重可分为3级

1级冻伤　皮肤红肿、疼痛，痊愈后不会遗留后遗症。

2级冻伤　皮肤出现范围大且边界清楚的水疱。

3级冻伤　皮肤苍白或蜡黄，疼痛感不明显，恢复后会遗留瘢痕。

当全身冻伤时，患者通常会出现反应迟钝、嗜睡等症状，随着体温逐渐降低，甚至可能出现生命危险。因此，一旦发现患者出现冻伤症状，应及时进行急救。

如何预防冻伤

应该尽量避免长时间暴露在寒冷环境中，在低温环境下需要穿保暖的衣物和鞋子，对容易冻伤的部位加强保护，如戴手套、耳罩。如果需要在寒冷环境中进行户外活动，可以穿防水、透气的外套并配备必要的防护装备。在雪天出行，如果鞋袜湿了，要及时更换。

如何应对冻伤

冻伤的紧急救治原则为迅速复温，首先应该立即将患者转移到室内或其他温暖的地方，或者用衣服等覆盖受冻部位。

准备一大盆 40~42℃的温水，将患者的受伤部位浸泡在温水中。注意随时添水、换水，保证水温大致恒定。脱去患者湿冷的衣服，为他擦干身体并帮他换上干爽保暖的衣物。如果受冻部位皮肤出现发红、水肿，可以轻轻按摩受冻部位，促进血液循环。具体的复温方法和复温速度可以结合患者的具体情况决定。

已经复温的组织再次冻伤有可能导致更大范围的损伤，所以如果受冻部位有可能再次冻结，则不要对它进行温水浸泡。对于意识清醒的患者，可以为他提供热饮（如汤）或高能量食品（如巧克力）来帮助复温。

错误的复温方法

★不要用酒精擦拭患者的身体，因为酒精会扩张浅表血管，加快热量散失。

★不要用任何热源，如热水瓶、热水袋、火等靠近患者或直接加热受冻部位，这样会加速患者的血液循环，使心脏和脑部的血液突然流向皮肤，这可能会加剧伤势，也有可能导致烧烫伤。

★不要让患者洗热水浴。

★尽量避免对受冻部位进行剧烈摩擦或捏压。

小贴士：**什么是雪盲症**

雪盲症是由积雪表面反射的阳光所引起的视力减弱或暂时失明的现象，主要是由于眼睛长时间暴露在强烈的光线下，特别是在雪地，阳光中的紫外线会刺激眼睛并损伤角膜表面，引起疼痛、炎症和暂时性失明。戴上防风、防紫外线的太阳镜可以有效预防雪盲症的发生。

对于雪盲症患者，可以在室内休息一段时间，或者佩戴暖色调的眼镜，以减轻眼部疼痛和不适感。

鱼刺卡喉

在日常生活中，吃鱼的时候被鱼刺卡喉是很常见的，尤其对于老人和儿童。其实不仅是鱼刺，有些比较小的骨头也容易卡在喉咙中。

关于鱼刺卡喉的谣言

谣言 1：大口吞米饭可以缓解鱼刺卡喉

这种方法的思路是通过具有黏性的米饭黏住鱼刺，并借助吞咽的动作把鱼刺和米饭一起吞进胃内。这样做其实很危险，因为有可能把本来位置比较靠上的鱼刺推到更深处，甚至有可能伤到咽喉和食管，引发大出血。

谣言 2：喝醋、喝碳酸饮料可以软化鱼刺

这种方法的思路是通过醋和碳酸饮料的腐蚀作用软化鱼刺，进而缓解鱼刺卡喉的问题。事实上，醋和碳酸饮料都是日常生活中餐桌上的常客，如果它们真的具有软化鱼刺的作用，那么我们的消化系统早就承受不住了。所以这种方法同样不能有效解决鱼刺卡喉的问题。

谣言3：实施海姆立克急救法

海姆立克急救法是一种针对气道阻塞的急救方法，而鱼刺卡住的部位是咽喉或者是食管，所以海姆立克急救法对于鱼刺卡喉并没有效果。

鱼刺卡喉的紧急救治

1. 患者应保持镇静，可以尝试吞咽几次唾液，如果始终存在异物感、疼痛感且部位比较固定，则基本可以肯定为鱼刺卡喉。

2. 在确定鱼刺卡喉后，患者可以尝试轻咳，鱼刺有可能被咳嗽产生的气流冲击出来。

3. 可以尝试自己或者在家人的帮助下用小镊子取出肉眼可见的鱼刺。

如果通过上述方法无法将鱼刺拔除，吞咽时异物感和疼痛感始终存在，则应该去医院就诊，医生会使用专业的医疗器具取出卡在喉咙中的鱼刺。

特别提醒

鱼刺卡喉往往是由于吃饭过急、过快所致，所以想要预防鱼刺卡喉，在吃饭的时候一定要专心致志、细嚼慢咽。

利器刺伤

在一些极端的情况下，有些人会被利器刺伤，此时应该如何自救或者对他人施救呢？

1. 切记不要试图拔出利器！不管是被刀刺伤，还是被玻璃等刺伤，如果拔出利器，都会对身体造成二次伤害，这种伤害甚至比刺伤本身更严重。

2. 立即拨打120急救电话。在等待急救人员的过程中尽量不要移动患者，且要尽最大努力保持利器的位置固定。

3. 如果条件允许，可以对患者四肢伤口的近心端进行包扎以减少出血。

4. 如果利器刺伤腹部，有腹腔脏器从伤口脱出，切记不要将已经脱出的脏器塞回体内。此时可以用纱布覆盖脱出的脏器，或者用干净的容器将脱出的脏器盖起来（如盆或碗）。完成上述处理后尽快就医。

破伤风

破伤风是一种由于感染破伤风梭菌而引起的严重疾病。破伤风梭菌常存在于土壤、粪便和堆积物中，进入人体后可以产生强烈的毒素，导致肌肉僵硬和疼痛。

破伤风梭菌主要通过伤口进入人体，如刀伤、脚部划伤、动物咬伤的伤口等。在厌氧环境下，破伤风梭菌产生的嗜神经外毒素会使神经系统受损，导致肌肉不自主地收缩和痉挛。典型症状包括张口困难、强直性痉挛、抽搐，可因窒息或呼吸衰竭死亡。

 破伤风的常见症状还包括"苦笑"面容、吞咽困难、呛咳等。

预防破伤风的最佳方法是注射破伤风抗毒素和破伤风免疫球蛋白。任何导致皮肤破损的创伤都有可能感染破伤风梭菌，如割伤、刺伤、脚踏钉子、动物咬伤等，如果受伤部位被土壤、粪便等污染，则感的可能性更大。此外，较深、无法充分清洁的伤口也容易感染破伤风梭菌。面对上述情况均应该注射破伤风抗毒素和破伤风免疫球蛋白，越快越好。

轻微擦伤

在日常生活中，我们难免遇到皮肤擦伤的情况，尤其是小朋友在玩耍时经常会出现擦伤。大多数情况下，擦伤并不严重，我们完全可以自行处理。如果伤口面积大、被严重污染或者发生感染，则应及时就医。

轻微擦伤的紧急处理

如果只是轻微擦伤，用流动的清水彻底冲洗伤口即可。清水可以是自来水、纯净水或者是无菌生理盐水，不需要使用任何消毒剂。

如果伤口流血，应该使用无菌敷料加压止血。如果伤及手指或脚趾，包扎不可太紧，以确保血液循环通畅。

用无菌敷料轻轻覆盖伤口，当敷料变湿、变脏时应及时更换。更换敷料时如果发现敷料粘连在创面上，要先用温水浸软敷料再更换。伤口结痂后就不必再覆盖敷料了。

观察伤口是否出现化脓、红肿、疼痛等继发感染的现象，如果有，请及时就医。

粉剂或膏剂撒在伤口上将会增加清创难度，带来不必要的风险和痛苦，因此不要自行在伤口上涂抹任何粉剂或膏剂。

溺水

每年随着暑期到来，溺水事故都会进入易发期、高发期。会游泳就不会溺水？带上游泳圈就能保命？事实并非如此！溺水带来的危害已经超出了我们的想象。资料显示，全球每年大约有 36 万人死于溺水，故每年 7 月 25 日被定为"世界预防溺水日"，呼吁公众增强预防溺水的安全意识，严防溺水事故发生。

溺水的高风险人群

溺水在医学上又被称为淹溺，国际复苏联盟将淹溺定义为一种于液态介质中导致呼吸障碍的过程，其含义是在气道入口形成一道液/气界面，可阻止人体进一步呼吸，在这一过程后无论患者存活或死亡都属于淹溺。

在我国，溺水已经是儿童意外伤害死亡的首要原因，每年暑期都会有许多溺水悲剧发生，我国儿童溺水死亡率存在明显的地域和城乡差别。农村儿童溺水死亡率明显高于城市，这可能是由于农村绝大多数自然水体，如池塘、湖、河、水库等无围栏，也无明显的危险警示标志。另外，不同年龄组的人群溺水发生的地点有区别，0~4 岁婴幼儿溺水主要发生在室内，如脸盆、水缸及浴池；5~9岁儿童溺水主要发生在水渠、池塘和水库；10岁以上儿童和青少年溺水主要发生在池塘、湖泊和江河中。

如何避免室外溺水的发生

1. 远离户外危险水域。野外水域水情不明，不要私自在海边、河边、湖边、水库边等区域玩耍，以防滑入水中，更不要去游泳。

2. 选择安全的游泳场所。不要到无安全设施、无救护人员、不知水深的水域游泳。

3. 不要擅自与他人结伴游泳，儿童和青少年不要在无家长或老师带队的情况下游泳。

4. 不要到不熟悉的水域游泳。

5. 如遇有人溺水，非专业救援人员切勿盲目下水营救，要知道会游泳不等于会救人。若情况紧急，一定要在保障自身安全的前提下用科学的方法进行救援。

小贴士：**溺水的误区**

会游泳就不会溺水

惨痛的溺水事故往往是因为疏忽大意造成的，溺亡的往往都是会游泳的人。不做好准备、缺乏安全防范意识，则极易发生溺水事故。由于水下水草、淤泥、漩涡等的存在，可能导致溺水事故。此外，游泳过程中的疲劳、抽筋等也可能让人陷入危险。

溺水后能大声呼救

溺水的发生往往是悄然无声的。溺水发生后的紧张感会导致溺水者不能大声呼救，尤其是孩子，大声呼救反而更容易呛水。有的孩子在泳池中溺水，看起来却像是"趴"或"站"在水中发愣，而此时孩子可能已经意识模糊。对于溺水者来说，溺水发生时一定要保持冷静，尽可能让身体浮在水面，头部上仰，保持呼吸。

游泳圈能保命

普通的游泳圈并不等于救生圈，仅是一种戏水玩具而非救生器材，故使用游泳圈并不能有效避免溺水的发生。

倒背控水能救命

对于神志清醒的溺水者或者虽然昏迷但呼吸心跳尚存者，其溺水时间比较短，肺内根本未吸入水或者仅吸入很少量的水，完全没必要倒背控水。对于无呼吸、无心跳的溺水者，倒背控水反而会延误救人的黄金救援时间，使溺水者丧失最佳复苏时机。无论哪种控水方式，控水法控出的基本上是胃内容物和胃内的水，肺内的水很难控出来，控水过程反而会导致胃内容物反流和误吸，阻塞气道，增加死亡率。

手拉手能救上溺水者

手拉手救人这种方法是不可取的，"人链"救人的死亡率极高，一旦有人因体力不支而打破"人链"的平衡，反而会让更多人落水，导致群死事件的发生。因此，不管当时情况多么危急，施救者都要保持清醒的认识，溺水救援对于技术要求很高，没有受过水中专业训练的人员很难救援成功，特别是对于儿童和青少年，更不应盲目救助溺水者。

溺水不超过 1 小时能救活

一般情况下，溺水者的黄金救援时间为 4 分钟，长时间溺水而未获得有效救援，溺水者很快会出现呼吸困难、脑部缺氧，甚至心跳停止，导致死亡。

如何识别溺水

千万不要以为溺水者会像影视剧中表现的那样伸着胳膊上下挥舞、大喊大叫，等着其他人来施救。实际上，真正的溺水者非常安静，而非我们刻板印象中的"使劲儿扑腾、大声呼救"。当发现有人，尤其是孩子在水中出现以下迹象时，大家就要提高警惕了。

★突然安静无声，嘴巴在水面浮动或没入水中。

★手臂可能前伸，但无法划水移动。

★在水中直立、不能踢腿，短暂挣扎后下沉。

★眼神呆滞或是闭着眼睛。

★头部可能向前倾。

★呈发呆状，眼神涣散，看起来像在抬头看天空、岸边、泳池边或码头。

户外溺水的自救

不要惊慌 不会游泳者会对水有极大的恐惧感，拼命挣扎或将手上举会导致身体迅速下沉。溺水后一定要保持冷静，把鞋蹬掉；等待救援，不要慌乱；若身边有漂浮物则一定要抓紧。

放松身体 如果周围无人，要尽量放松全身，尝试让自己采取仰卧位，使头部向后、口鼻部可露出水面呼吸，双手和双腿有规律地拍打水面，不要惊慌，保存体力，等待救援。当施救者出现时，切忌盲目抓住或抱住施救者的身体。如果碰到脚抽筋，可以反方向拉伸抽筋部位的肌肉，让其伸展或者松弛。

小贴士：**抽筋的自救方法**

抽筋表现为某处肌肉突然发生痉挛，局部肌肉发硬并伴有剧痛。水下作业或者游泳时出现这种情况并不罕见。

★手指抽筋时，可在按摩患处的同时做握拳动作，然后再用力张开。迅速多次重复上述动作，直到抽筋停止。

★脚趾抽筋时，要先深呼吸，之后屏气。此时不要在乎身体下沉，抓住抽筋的脚趾，用手将脚趾向抽筋的反方向伸展，即可缓解。

★小腿抽筋时，深呼吸后屏气，用另一侧的手握住抽筋肢体的脚趾，并用力向身体方向拉，同时使用同侧手掌压在抽筋肢体的膝盖上，帮助抽筋腿伸直。

★大腿抽筋时，可同样采用拉伸抽筋肌肉的方法处理，然后迅速划水上浮呼吸。

户外溺水的紧急救治

现场救援

1. 遇到有人溺水，要第一时间大声呼叫，叫更多的人来帮忙。如果有多个同伴在一起，要派出一人去寻求他人帮助。

2. 借助物品或者抛投物品救援。如果施救者距离落水者较近，且落水者意识清醒，则施救者可借助某些物品（如竹竿、木棍等）把落水者拉出水面；也可以把衣服打成绳结抛给落水者，施救者在救人时要趴在地上降低重心，以免被落水者拉入水中。如果施救者距离落水者较远，且落水者意识清醒，则施救者可向落水者抛投绳索及漂浮物（如救生圈、木板、圆木等）。

3. 没有接受过专业救援训练的人不可轻易下水施救，尤其是未成年人，以免发生群死群伤的悲剧。

4.不能以手拉手的方式施救。施救者稍不留神就会被落水者拉下水，造成连环溺水的悲剧。

小贴士：**游泳救援**

只有在尝试上述方法都失败时，施救者才能采用游泳的方式进行救援。最好由水性好同时熟悉和了解具体水情（如流速、水温等）的两个或三个成年人同时下水营救，这样可以在水中相互帮助，降低救援的危险。下水的施救者除了要具备熟练的游泳技术外，还应尽可能脱去衣、裤、鞋、袜，如果条件允许，最好携带漂浮物，如救生衣、救生圈、粗木棍等。

下水救援时，施救者切记不要从正面靠近溺水者。出于求生的本能，溺水者可能会紧紧抓住任何物体，从而导致施救者发生危险。施救者应该从背后接近溺水者，再托起他的身体，让其头部露出水面。

岸边急救 施救者应快速清理溺水者口鼻内的泥沙、杂物或者呕吐物，使其气道通畅，随即将溺水者置于仰卧位，评估其生命体征。如果溺水者对呼叫有反应或者是有呼吸和心跳，则可以给溺水者做好保暖，安抚溺水者，等待急救人员到达，不需要采取其他抢救措施。

如果溺水者无意识，施救者应及时开放气道，观察溺水者有无自主呼吸，如果没有，则先进行 5 次人工呼吸，然后

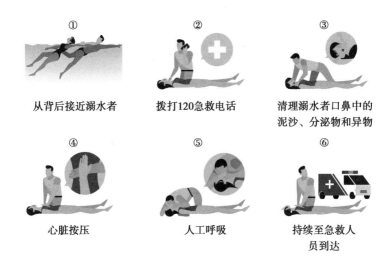

① 从背后接近溺水者　　② 拨打120急救电话　　③ 清理溺水者口鼻中的泥沙、分泌物和异物

④ 心脏按压　　⑤ 人工呼吸　　⑥ 持续至急救人员到达

开始进行心肺复苏。心脏按压与人工呼吸的比例为 30∶2。如果可以获取 AED，则在擦干溺水者胸前皮肤后，应尽快使用 AED。

溺水者恢复心跳和呼吸后，施救者要赶紧脱掉他身上的湿衣服，以免溺水者身体的热量散失，造成低温伤害，接下来需要做好保暖复温，尽快送医。

室 内 溺 水

大部分儿童溺水发生在我们平时认为很安全、很容易忽视的室内。室内溺水主要发生在 0~4 岁婴幼儿，与这个阶段的孩子好动、缺乏判断力有关。世界卫生组织曾统计过，在因溺水而意外死亡的原因中，室内容器中的溺水死亡率占到了 13% 左右。

　　家长是孩子安全的第一责任人，任何防溺水措施都不能代替家长的有效看护。研究显示，儿童室内溺水死亡的主要原因是家长看护不足以及缺乏对儿童溺水风险的认识。如果暂时无法看护，需要委托其他成年人进行有效看护（不可交由未成年人看护）；如果多人一起看护或者陪伴儿童，看护人之间需要指定具体由谁负责。

 家长和看护人应该时刻牢记有效看护儿童的九字口诀：近距离、不分心、不间断。

如何避免室内溺水

　　1. 家里的脸盆、水桶、水池里用完的水一定要立即清空。

　　2. 家中的马桶盖要盖好，家中以及家周围的水缸、水井等要加盖。

　　3. 不要让婴幼儿独自在浴缸、浴盆内洗澡，为孩子洗完澡后要立刻放掉浴缸、浴盆里的水。

　　4. 保证浴室、洗衣房的房门呈关闭状态，避免孩子进入。

　　5. 不要让孩子单独一个人玩耍，对于较小的孩子，家长或者看护人一定要时刻近距离看护。

即便家里的浴池或者水桶里只装有很浅的水（哪怕水深只有二三厘米），但由于孩子的身体还未发育成熟，只要水能淹没孩子的面部，就有可能引起窒息而导致溺亡，所以及时清空容器中的水对于预防室内溺水特别重要。只要孩子在水中，家长或者看护人在任何情况下都应该近距离看护，不可离开，哪怕只是去取快递或接电话，极短的时间也有可能发生室内溺水。

室内溺水的急救

如果孩子在家中发生溺水，家长不要只拨打120急救电话等待急救人员到达，而是应该在第一时间采取急救措施进行心肺复苏，这样才不会白白浪费4分钟的黄金救援时间，可以大幅提升孩子的生还概率，也能降低后续严重脑损伤、致残等的可能性。

家长 马上为孩子进行5次人工呼吸，每次口对口或口对口鼻吹气持续时间为1秒；之后进行30次心脏按压和2次人工呼吸（30∶2），上述措施交替进行，直至急救人员到达现场。

生命诚可贵，失去生命其他就无从谈起。溺水导致的严重后果会给家庭和社会带来巨大哀痛。预防溺水并不是老生常谈，每个人都应是防溺水的执行者。

动物伤害

狗 咬 伤

狗咬伤是一种常见的动物伤害，它不仅会给伤者带来疼痛和创伤，还可能传播狂犬病等疾病。因此需要了解如何避免狗咬伤，并且熟悉被狗咬伤后科学的急救措施。

避免狗咬伤的措施 为了避免被狗咬伤，要了解如何正确地与狗相处，以下是一些有用的提示。

避免与狗过于亲近：日常生活中遇到不熟悉的狗，尤其是没有狗主人在场的情况下或者是在陌生的环境中，接近狗时应该保持警觉。尽量避免过于接近或直接伸手去抚摸狗，狗有可能会攻击陌生人。

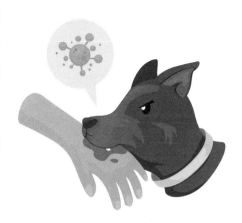

观察狗的躯体动作：狗可通过躯体动作来表达它的情绪。当狗

张开嘴巴、露出牙齿、挺直耳朵时，通常是在表达不满或警告。此时最好保持距离，避免被狗攻击。

不要惊扰正在进食、睡觉或哺乳的狗： 在这些情况下，狗容易被激惹而攻击人类。

了解狗的品种和性格： 不同品种的狗有着不同的性格特点，有些品种的狗比较温顺，而有些则更具攻击性。预先了解狗的品种和性格，才能更好地避免狗咬伤的发生。

其他： 不要让孩子单独接近狗。家中养狗时，一定要对其进行充分的社交化训练，让狗适应周围的人和其他动物。在训练和教育狗时，要采用温和的方法，不要用暴力或惊吓的方式。

狗咬伤的紧急救治　如果不幸遭受狗咬伤，可以采取以下急救措施，以减轻伤害并降低感染狂犬病的风险。

及时清洗伤口： 如果伤口没有流血，可以用温水和肥皂清洗伤口，时间不少于20分钟，用碘伏充分消毒后在伤口位置覆盖清洁的纱布等敷料。

控制出血： 对于出血的伤口，应该用清洁的纱布或干净的布条包扎止血，在伤口处施加压力可以有效止血。如果出血较为严重或难以控制，应该立即就近就医或者拨打120急救电话。

应用冰袋：将冰袋轻轻地覆盖在伤口上，并在伤口与冰袋之间垫一块毛巾，可减轻伤口的疼痛和肿胀。每次冰敷的时间不宜超过 20 分钟。

急诊就医：被狗咬伤后应尽快就医，医生会对伤口进行清创，安排狂犬病疫苗接种，并在必要时给予抗生素预防感染。

预防狂犬病：被狗咬伤后，特别是被野狗或没有接种过狂犬病疫苗的家狗咬伤后，需要及时接种狂犬病疫苗（24 小时内，越快越好）。

注意休息和营养：伤口愈合需要时间，所以要给伤口充分的时间来恢复。饮食方面应该保持营养均衡、多喝水、多休息，避免饮酒和吸烟，以促进伤口愈合。

预防伤口感染：伤口即使经过医院的处理，在随后的时间内也可能并发感染。如果发现伤口有以下情况，应尽快就医。

★伤口周围发红或肿胀或者出现红斑或紫色斑点。

★伤口有液体或者脓液渗出。

★身体有发热的情况。

★伤口的疼痛加剧。

★伤口附近淋巴结肿大。

蛇 咬 伤

蛇咬伤通常发生在户外活动或旅游时，特别是在野外或较为荒凉的地区。蛇通常是在夜间活动，因此咬伤通常发生在夜晚或清晨。在一些地区，在远足或者户外运动时被蛇咬伤是较为常见的意外事件，需要特别注意。蛇咬伤比较危险，可能引起受害人的恐慌和不安，因此需要尽快采取急救措施进行处理，以避免进一步的伤害和并发症。

蛇咬伤的症状　如果被毒蛇咬伤，早期症状通常会在几分钟内出现。咬伤部位可能出现疼痛、红肿和瘀伤，进而出现恶心、呕吐、头痛和虚弱等全身症状，可能会在数小时内发生呼吸困难、心悸，甚至失去意识等。

蛇咬伤的紧急救治　被毒蛇咬伤后应该立即采取以下急救措施。

1.保持镇静，减缓毒素的扩散，同时避免惊动毒蛇，以免受到进一步伤害。

2.迅速将被咬部位靠近心脏的物品（如戒指、手表等）取下，除去紧身衣物，以免肿胀后卡住。

3.将被咬部位绑紧，但不要过紧，绑扎时间不应超过30分钟。绑扎时应从心脏向伤口方向绕圈，不要绑得太高或太低，以免加重伤势或阻碍血液循环。

4.尽快前往专业的医疗机构寻求治疗，如医院或各地的急救中心，最好乘坐救护车，不要自行开车前往。在前往医院的途中要保持镇静、减少活动，不要奔跑，以免加快血液循环。

5. 在医院就诊时，要告诉医生被何种蛇咬伤，因为不同种类的蛇咬伤引起的中毒症状和处理方法不同。

医生会根据蛇的种类、咬伤部位和严重程度等进行相应处理，可能包括使用蛇毒抗毒素、镇痛药和抗炎药、进行伤口处理和缝合，在必要的情况下需要实施手术治疗，如切开排脓、切除坏死组织等。

对于蛇咬伤，预防重于治疗。在野外活动时，应尽可能穿着防护性强的鞋子和长袖衣物，并尽量避免在蛇活动的场所逗留。同时，不要用手去触摸蛇，不要作出试图捉住或驱赶蛇的危险动作。如果不幸被蛇咬伤，要保持镇定，迅速采取急救措施，然后前往医院就诊。

蜜 蜂 蜇 伤

当在户外散步或者野餐时，如果突然感觉被刺了一下，很有可能是被蜜蜂蜇伤了。蜜蜂是日常生活中常见的昆虫，它们通常不会主动攻击人类，但是当它们感觉受到威胁时，就会通过蜇人的方式进行自我保护。

虽然对于大多数人来说被蜜蜂蜇伤并不会有严重的影响，但是对于一些过敏体质的人来说，蜜蜂蜇伤可能会诱发严重的过敏反应，严重者甚至导致过敏性休克，因此被蜜蜂蜇伤后及时采取正确的急救措施非常重要。

蜜蜂蜇伤的症状　蜜蜂蜇人时，它们会将蜂针刺入人类的皮肤并注入毒液，从而引起疼痛和其他不适症状。蜇伤部位可能出现肿胀、疼痛、发红、瘙痒和灼热感，还可能出现一些全身性症状，如头晕、恶心、呕吐、皮肤瘙痒、腹痛和呼吸急促。在极少数情况下，可能出现严重的过敏性休克反应，如呼吸急促、喉咙肿胀和晕厥等，这时需要立即就医。

蜜蜂蜇伤的急救措施　对于大多数人来说，蜜蜂蜇伤不会对身体造成严重威胁，可以采取以下急救措施来减轻不适。

将蜂针取出：可以用指甲或硬质卡片轻轻地将蜂针从皮肤上刮出，避免挤压囊袋使更多毒液进入体内。

清洗蜇伤部位：用温水和肥皂清洗蜇伤部位，以减少感染的风险。如果没有肥皂，可以用酒精擦拭蜇伤部位。

冷敷：在蜇伤部位放置冰块或用冷水浸泡，可以减轻疼痛和肿胀感。

服用镇痛药：可以服用非甾体抗炎药或其他镇痛药，以减轻疼痛和不适感。

注意过敏反应：对于某些人，蜜蜂蜇伤可能引起过敏反应，包括呼吸急促、喉咙肿胀等。如果出现过敏反应，请尽快就医。

> 小贴士：**如何避免在野外被蜜蜂蜇伤**
>
> ★避免穿着可吸引蜜蜂的颜色鲜艳的衣服或表面印有花朵图案的衣服。
>
> ★避免在蜜蜂飞行范围内穿行。
>
> ★不要试图打扰或驱赶蜜蜂。
>
> ★不要在蜜蜂附近吃甜食或水果、饮用果汁。
>
> ★在户外用餐时，应该保持食物干净并盖好，避免吸引蜜蜂。

蜜蜂蜇伤是常见的创伤，大多数情况下是无害的。然而，对于某些人，蜇伤后可能导致严重的过敏反应，甚至危及生命。如果被蜜蜂蜇伤，需要及时采取正确的急救措施以减轻疼痛和不适，避免感染和其他并发症的发生。在平时，应该采取必要的预防措施以有效降低被蜜蜂蜇伤的风险。

蜱 虫 咬 伤

蜱虫，俗称蜱子，是一类寄生在哺乳动物、鸟类和爬行动物身上的节肢动物。蜱虫在世界各地均有分布，通常在草丛、灌木丛和森林等植被中活动。

蜱虫的嘴部结构特殊，可以钻入宿主的皮肤并固定在那里，以便吸取宿主的血液，同时有可能传播传染病。因此，在接触草丛或活动在蜱虫密集区域时，应采取预防措施，如穿着长袖衣物、使用驱虫喷雾；经常在野外工作的人应该定期检查身体是否有蜱虫寄生。

被蜱虫咬伤后可能出现不同程度的症状，包括局部肿痛、红肿、硬结、破溃以及发热、头痛、乏力、肌肉酸痛、恶心、呕吐、腹泻、精神萎靡。在处理蜱虫咬伤时，可以采取以下急救措施。

移除蜱虫　可以尝试吹走蜱虫，或者用细小的镊子以及专门针对蜱虫的工具将蜱虫慢慢拔出，要确保蜱虫完整脱离身体。避免用手指挤压或扭转蜱虫，以防止其体内的有害物质进入人体。

局部消毒　在蜱虫脱离皮肤后，使用碘伏由内向外擦拭伤口，然后用纱布覆盖伤口进行包扎，预防感染。

冷敷止痛　如果伤口疼痛剧烈，可以用冰袋或冷毛巾冷敷，缓解疼痛。

观察症状　在蜱虫咬伤后，密切观察是否出现发热、头痛、恶心、肌肉酸痛等不适症状，必要时及时就医。

第七篇

中　毒

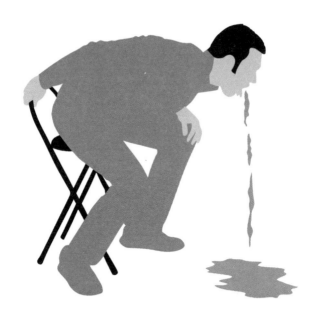

什么是中毒

中毒是指摄入、吸入或接触有毒物质，导致人体生理功能紊乱和损伤的现象。毒物进入人体后会引起全身多脏器反应，主要有局部刺激、腐蚀、麻醉、抑制酶活性、竞争受体，造成组织细胞缺氧、干扰细胞或细胞器的生理功能等，了解、识别中毒的迹象和症状非常重要。

急性中毒　短时间或一次性接触，毒物进入体内24小时内发病。急性中毒起病突然，病情发展快，可能很快危及生命，必须尽快诊断并采取紧急救治措施。

慢性中毒　小剂量、长时间反复接触，毒物进入体内2个月后发病。

亚急性中毒　介于急性中毒和慢性中毒之间。

常见中毒类型

食物中毒　多因进食不洁食物或者变质食物所致。常在进食后（通常不超过2小时）出现以恶心、呕吐、腹痛、腹泻等为主的急性胃肠症状。中毒严重者可因剧烈呕吐、腹泻造成脱水、休克，甚至危及生命。

药物中毒 不同药物的中毒表现并不一样。轻者表现为头痛、头晕、恶心、呕吐、兴奋或抑制；重者表现为昏迷、瞳孔缩小如针尖大小、严重呼吸抑制，同时可能出现肝肾等脏器功能损害。在日常生活中，比较常见的是镇静催眠药中毒，如过量服用巴比妥类、苯二氮䓬类药物中毒。

酒精中毒 主要是因饮酒过量所致。轻者表现为面色潮红或苍白、眩晕、动作蹒跚、语言不清等；重者表现为昏迷、抽搐、大小便失禁，可因循环、呼吸衰竭死亡，也可因呕吐物窒息死亡。

农药中毒 如有机磷农药中毒、百草枯中毒等。长期接触或误食含有农药的食物或水，会引起神经系统、呼吸系统等器官功能障碍。

鼠药中毒 鼠药的种类不同，患者的表现也不同，可表现为广泛性出血，也可表现为惊厥、昏迷，甚至是呼吸循环衰竭等。

一氧化碳中毒 常在密闭环境中发生，轻者表现为头晕、头痛、恶心、呕吐、全身无力；中度中毒者皮肤黏膜呈樱桃红色、意识模糊；重者表现为深昏迷，严重者可导致死亡。

神经毒素中毒 如蛇毒、蜂毒等，会导致神经系统损伤，出现昏迷、呼吸抑制等症状。

重金属中毒　长期接触铅、汞、砷等重金属，会导致神经系统、消化系统、骨骼系统等多系统损伤。

化学物质中毒　如二氧化硫、氨气、氰化物等中毒。

毒物进入人体的途径与分类

毒物进入人体的主要途径　经呼吸道进入，如吸入有毒气体或颗粒物；经消化道进入，如误服毒物；经皮肤和黏膜进入，皮肤破损和出汗较多、毛孔扩张时毒物会加速进入体内；经血液途径或注射途径进入。

小贴士：**对于中毒者的紧急救治原则**

首先，要对环境安全状况进行评估，施救者首先要做好自我防护，尤其对于气体中毒的环境（如沼气池、长时间密闭的地窖等），应对现场进行充分通风后进入，及时拨打 120 急救电话。

其次，施救者应迅速带中毒者脱离中毒环境。气体中毒时，施救者应将中毒者移至上风口方向。

再次，应保持中毒者呼吸道畅通。

最后，经口误服中毒者可立即催吐；皮肤污染者应迅速为其脱去污染的衣物，用大量流动的清水冲洗污染部位。神志不清、惊厥及误服强酸强碱者不能催吐，不能因催吐而耽误去医院就医的时间。

一氧化碳中毒

在日常生活中，关于一氧化碳中毒的事件常有报道，每年秋冬季节都是一氧化碳中毒的高发期和易发期。很多家庭将燃气热水器安装在洗浴间内，若燃气不完全燃烧、洗浴时间过长、加上天冷紧闭门窗，易导致一氧化碳积聚，酿成中毒悲剧。据不完全统计，我国每年至少有 6 000 人因各种原因发生急性一氧化碳中毒，其死亡率高达 3.5%，冬季高发，吸入性损伤发生于 2/3 以上的火灾相关死亡病例中。

什么是一氧化碳中毒

一氧化碳（CO）是一种无色、无味气体，难溶于水，易溶于氨水。一氧化碳的形成通常是由含碳化合物不完全燃烧引起的。一氧化碳以高亲和力与血液中的血红蛋白（Hb）结合，形成碳氧血红蛋白（COHb），碳氧血红蛋白能使血红蛋白氧解离曲线左移，阻碍氧的释放和传递。换句话说，一氧化碳中毒的本质就是缺氧。

急性一氧化碳中毒（ACOP）是指在日常生活或生产中，含碳物质，如木炭、石油等不完全燃烧产生一氧化碳，经人体吸入后血液碳氧血红蛋白浓度升高，引起机体不同程度的缺氧表现，造成以中枢神经系统功能损害为主的多脏器病变，严重者可能危及生命。

一氧化碳中毒的接触途径

一氧化碳主要经呼吸道进入机体引起中毒。

居家生活　未正确使用取暖炉具是一氧化碳中毒的主要危险因素，如未正确安装和使用烟囱、居室通风不良等；违规安装和使用燃气热水器，且室内通风严重不足或热水器质量不合格。此外，自杀者也占一定比例。

工业生产　当空气中一氧化碳达到一定浓度时就会导致一氧化碳中毒，如燃煤锅炉排风系统故障，生产和转运煤气的设备发生泄漏或设备维修过程中未按操作规程作业。同时，作业场所空气流通不畅也可导致一氧化碳中毒。

煤矿瓦斯爆炸　煤矿瓦斯爆炸时会产生高温火焰、很强的冲击波和大量有害气体，其中的有害气体主要是一氧化碳。如果煤尘参与爆炸，则产生的一氧化碳浓度更高，是造成人员大量伤亡的主要原因。有研究显示，当空气中一氧化碳浓度超过 0.05% 就会造成人员中毒，当空气中一氧化碳浓度达到 12.5% 时就会有爆炸的危险。

公共场所　在酒店、汽车旅馆、度假胜地均发生过一氧化碳中毒事件。

交通运输业　各种车辆、轮船、飞机的内燃机所排放的废气含 4%~7% 的一氧化碳，一氧化碳浓度与车辆密集程度相关。在狭窄密闭的车库里，发动内燃机会引起一氧化碳中毒；在维修汽车的过程中维修人员会因汽车尾气造成一氧化碳中毒。

农牧业生产　密闭塑料大棚或饲养场的孵化车间用煤炉取暖又无排烟设施，易发生一氧化碳中毒。

一氧化碳中毒的症状

一氧化碳被人体吸收的量与每分通气量、一氧化碳暴露持续时间、个体差异、一氧化碳浓度及环境含氧量、气压等有关。一氧化碳中毒一般涉及神经系统、呼吸系统、循环系统等，主要表现为剧烈头痛、头晕、心悸；严重者面色潮红、口唇呈樱桃红色。根据碳氧血红蛋白的浓度及临床表现，一氧化碳中毒可以分为以下三种类型。

轻度中毒　中毒时间短，血液中碳氧血红蛋白浓度为 10%~20%。早期症状表现为头痛、眩晕、心悸、恶心、呕吐、四肢无力，严重者可出现短暂的晕厥，一般神志尚清醒，吸入新鲜空气、脱离中毒环境后，患者症状通常会迅速消失，一般不会遗留后遗症。

中度中毒　中毒时间稍长，血液中碳氧血红蛋白浓度为30%~40%，在轻度中毒的基础上可出现虚脱或昏迷。皮肤和黏膜可呈现一氧化碳中毒特有的樱桃红色。如抢救及时，患者可迅速清醒，数天内完全恢复，一般无后遗症状。

重度中毒　中毒时间长，发现时间过晚，吸入一氧化碳过多，或在短时间内吸入高浓度一氧化碳，血液中碳氧血红蛋白浓度常超过50%，患者常表现为深昏迷、各种反射消失、大小便失禁、四肢厥冷、血压下降、呼吸急促，甚至死亡。一般昏迷时间越长，预后越不理想，常遗留痴呆、记忆力和理解力减退、肢体瘫痪等后遗症。

迟发性脑病

一氧化碳中毒的患者在意识障碍恢复后，经历 2~60 天的假愈期后又出现精神障碍（如痴呆、木僵或去大脑皮质状态）、锥体外系障碍（如表情淡漠、四肢肌张力增高、静止性震颤等）、锥体系障碍（如偏瘫、病理反射阳性或大小便失禁）、脑局灶性损害（如失语、失明、不能站立及继发性癫痫）、脑神经及周围神经损害（如视神经萎缩、听神经损害及周围神经病变等）表现，需考虑迟发性脑病的可能性。颅脑 CT 检查可发现脑部有病理性密度减低区；脑电图检查可发现中度及高度异常。

一氧化碳中毒的现场紧急救治

判断　首先根据患者周围情况及患者口唇黏膜颜色是否呈樱桃红色大致判断其是否发生了一氧化碳中毒。

迅速脱离中毒环境　中毒现场应该敞开门窗，充分通风后施救者方能进入，避免开灯或使用打火机，以免发生爆炸，尽快把患者转移到空气新鲜的地方。当患者出现意识不清，但呼吸及心跳正常时，予以侧卧位，解开衣扣、腰带，清除口鼻分泌物和义齿，确保气道通畅，防止呕吐物误吸导致窒息。将患者转运到通风处后要注意为其保暖。

启动应急反应系统　迅速呼救，及时拨打 120 急救电话，在等待急救人员的过程中施救者应该密切观察患者的意识、呼吸及心跳情况。若患者呼吸、心跳停止，施救者应立即对其进行心肺复苏。

一氧化碳中毒的院内救治

氧疗　尽早予以一氧化碳中毒者高流量吸氧或高压氧舱治疗。

生命支持　对一氧化碳中毒者密切进行心电监护，维持患者水、电解质以及酸碱平衡等。

防治脑水肿　脑水肿一般在一氧化碳中毒后 24~48 小时

达到高峰。治疗脑水肿可选用 20% 甘露醇和/或呋塞米快速静脉滴注。严重者还可联用糖皮质激素缓解脑水肿。对脑水肿引起抽搐者，可予地西泮静脉注射，抽搐停止后再静脉滴注苯妥英钠，效果不佳时可 4~6 小时内重复应用。

防治迟发性脑病　目前对于迟发性脑病预测手段不足，对有昏迷病史的一氧化碳中毒者应严密观察，加强护理，早期干预。

对症支持治疗　保持患者气道通畅，加强气道管理，对伴有呼吸衰竭的患者应该及早进行气管内插管及机械通气，必要时行气管切开术。对于昏迷的患者，应该定时为其翻身，避免发生压疮及坠积性肺炎，注意营养支持。

一氧化碳中毒的预防

冬季取暖　秋冬季节使用煤火炉、柴火炉等炉具时应注意通风，保持室内空气流通。煤炉、烟囱安装要合理，没有烟囱的煤炉夜间要放在室外。

燃气热水器　要从正规渠道购买燃气热水器，并请专业人士正确安装，定期检测、维修，不能将燃气热水器安装在浴室内。浴室内建议安装排风扇，洗澡时需要注意室内通风。

机动车　避免让发动机长时间空转，避免在车门和车窗紧闭、开空调的汽车内睡觉。长途行车时，要经常开窗通风，让车内外空气流通。

工作场所　劳动者应该严格遵守职业操作规范，加强工作场所空气中一氧化碳浓度的监测和报警，在可能产生一氧化碳的场所安装一氧化碳报警器。进入密闭空间或一氧化碳高浓度工作场所时，应先充分通风，经检测空气质量达标后工作人员方可进入，进入时应有专人在外监护；作业工人应佩戴隔绝式防护用具，并携带便携式一氧化碳报警仪。若发现有人晕倒在现场，其他人切忌在无防护的情况下入场救护。

关于一氧化碳中毒的谣言

只要通风良好，就不会发生一氧化碳中毒　一氧化碳与血红蛋白的亲和力远远高于氧气与血红蛋白的亲和力，当一氧化碳与血红蛋白结合，就会使其失去运送氧气的能力，发生窒息。即便在通风良好的环境中，只要一氧化碳的生成量远大于一氧化碳的排出量，那么人体依然有可能吸入一氧化碳，进而导致一氧化碳中毒。

在房间内放一盆水可以预防一氧化碳中毒　很多人认为在使用煤火炉的房间内放一盆水就可以有效预防一氧化碳中毒。事实上，一氧化碳不溶于水，这种做法是无效的。最有效的预防一氧化碳中毒的方法是减少环境中一氧化碳的产生并加速一氧化碳的排出。

小贴士：其他常见吸入性中毒

硫化氢

硫化氢是一种具有臭鸡蛋气味的无色气体，对黏膜具有强烈的刺激作用，且有很强的神经毒性，会导致中枢神经系统功能紊乱。短期内吸入高浓度硫化氢会出现流泪、眼痛、眼内异物感、畏光、视物模糊、流涕、咽喉部灼热感、咳嗽、胸闷、头痛、头晕、乏力、意识模糊等；重者可出现脑水肿、肺水肿。处于极高浓度的硫化氢环境中，人体会在数秒内昏迷，发生呼吸心搏骤停。

氯气

轻者会出现流泪、咳嗽、咳少量痰、胸闷、呼吸困难、轻度发绀、支气管炎等中毒表现；重者会发生肺水肿、昏迷和休克，可出现气胸、纵隔气肿等并发症。吸入极高浓度的氯气可引起心搏骤停，也有可能因喉头痉挛而发生"电击样"死亡。

氨气

轻度中毒者会出现流泪、咽痛、声嘶、咳嗽、结膜充血等症状；重度中毒者可发生中毒性肺水肿、呼吸窘迫、谵妄、昏迷等。

对于以上吸入性中毒，施救者均应在确保自身安全的前提下尽快将患者带离中毒现场，移至空气新鲜、通风良好处，并注意为其保暖。在条件允许的情况下可以为患者吸氧，对于呼吸心跳停止者应该及时进行心肺复苏。

一氧化碳中毒时有发生，正确处置可减少一氧化碳对人体的损害，而改变日常生活中的不当行为，可降低一氧化碳中毒的发生风险，减轻中毒造成的健康危害。

有机磷农药中毒

有机磷农药经口服或者经皮肤吸收进入人体后会降低胆碱酯酶的活性，使乙酰胆碱无法被分解，体内乙酰胆碱聚积过多后会出现中毒症状，以致神经系统、横纹肌、平滑肌和某些腺体发生功能障碍，进而出现系列中毒症状。

有机磷农药中毒的症状表现

轻度中毒者表现为头晕、恶心、呕吐、多汗、胸闷、视物模糊、无力等症状，瞳孔可能缩小；中度中毒者除上述症状外，表现为肌肉颤动、瞳孔明显缩小、呼吸困难、大汗、流涎、腹痛等；重度中毒者除上述症状外，表现为昏迷、肺水肿、脑水肿，可出现呼吸循环衰竭，甚至导致死亡。

有机磷农药中毒的紧急救治

施救者应带中毒者迅速脱离中毒现场。如通过消化道摄入引起中毒，首先要进行催吐或洗胃；由皮肤黏膜吸收引起的中毒要脱去污染的衣物，用肥皂水清洗头发、皮肤和指甲，阻断毒物进一步吸收。眼部污染可用清水、生理盐水等冲洗。在进行紧急救治的同时，立即拨打 120 急救电话或者将中毒者紧急送往医院治疗。若在抢救过程中出现呼吸或心跳停止，应迅速评估患者的生命体征并立即进行心肺复苏。

毒鼠强中毒

毒鼠强中毒的症状表现

　　毒鼠强对人及哺乳动物有剧毒，能引起二次中毒及环境污染，无刺激性气味和色泽，常被用于自杀或投毒，大多数为口服中毒，偶有注射中毒。毒鼠强是中枢神经系统抑制性神经递质拮抗剂，可引发强直性痉挛和惊厥，导致中枢神经系统功能紊乱，兴奋性增强。轻度中毒者表现为头痛、头晕、乏力、恶心、呕吐、口唇麻木、酒醉感；重度中毒者表现为突然晕倒、癫痫大发作，发作时全身抽搐、口吐白沫、小便失禁、意识丧失。

毒鼠强中毒的紧急救治

　　一旦发生毒鼠强中毒，施救者应该第一时间拨打120急救电话。在等待急救人员到达现场的过程中，施救者可以为清醒的中毒者进行催吐。先让中毒者饮清水约500mL，之后帮助中毒者催吐。如果中毒者能够配合，则催吐可以重复进行，直至呕吐物变为清亮。

如果中毒者发生抽搐，施救者应注意保护其头部，以免中毒者在抽搐的过程中受伤，同时把中毒者的头偏向一侧，避免窒息。

如果中毒者呼吸心搏骤停，施救者应该立即为其进行心肺复苏。

药物中毒

药物中毒可能由过量服用处方药和/或非处方药所致，也可能由药物滥用或药物之间的相互作用所致。药物中毒的结果与药物的种类、摄入的剂量以及摄入的途径有关。

如果中毒者意识清醒，施救者可以帮助其采取舒适体位，同时询问他服用了什么药物，在交流的过程中耐心地安抚中毒者。密切观察中毒者，并为其监测、记录生命体征，如呼吸、脉搏以及反应程度。如果中毒者呕吐，应该将呕吐

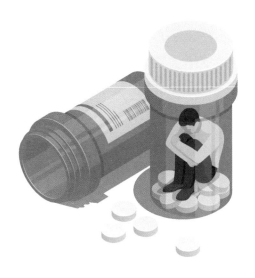

物装入干净的容器中并交给急救人员。

家属和周围人在拨打 120 急救电话时，应该向接线员说明怀疑中毒者可能服用了药物，并尽可能多地提供中毒者以及所服药物的信息。在等待急救人员到达的时间里积极寻找药物包装盒。

安眠药中毒

安眠药，在医学上被称为镇静催眠药，具有催眠作用，过量服用可引起全身麻醉、抑制呼吸和运动中枢，进而导致昏迷，甚至死亡。自杀服用以及误食是镇静催眠药中毒的主要原因，常见有巴比妥类、苯二氮䓬类、其他类等，多为脂溶性，可通过血脑屏障导致呼吸衰竭和循环衰竭。轻者表现为头痛、嗜睡、眩晕、恶心、呕吐、言语不清、步态不稳等；重者表现为昏睡不醒、皮肤湿冷、脉搏微弱、呼吸浅慢甚至停止等。

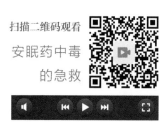

扫描二维码观看
安眠药中毒
的急救

药物中毒的紧急救治

保持气道通畅　对于已经昏迷的中毒者，施救者应注意保持其气道通畅。

催吐　如果中毒者清醒，应在4~6小时内进行催吐，即施救者以手指或者筷子轻触中毒者的咽喉部，通过刺激使中毒者呕吐，排出毒物。

导泻　如毒物进入了肠道，则应导泻。多饮水亦可加速毒物排出体外。

解毒　如果是碱性药物中毒，可以将食醋倒入水中服下，或饮用柠檬汁、橘子汁；如果是酸性药物中毒，可以用氢氧化铝来中和，或饮用生蛋清液以保护胃黏膜。

小贴士：**洗胃的时间**

一般来说，胃的排空时间为 4~6 小时，过量服用药物超过 6 小时后，药物已被完全吸收，洗胃将失去意义。

误服药物的紧急救治

首先，家属或周围人要及时发现中毒者因误服药物而引发的异常行为。一旦确定异常行为是误服药物所致，应该立即询问中毒者之前服用了哪种药物。如果中毒者已经意识不清，则应该马上检查哪些家中储存的药物被动过。

如果误服的是一般性药物，且剂量较小，可通过大量饮水的方式使药物尽快从尿液中排出。如果误服的药物剂量、不良反应比较大，则应尽快送往医院治疗。

常见的食物中毒

　　凡是食用了不洁、变质食物，或食用了被细菌（如沙门菌、大肠埃希菌）及其毒素污染的食物，或食用了含有有毒物质的食物，或食用的食物本身含有毒素（如河豚、发芽的土豆），引起的中毒称为食物中毒。

　　食物中毒的潜伏期较短，发病急，短时间即可发病。如果是集体性食物中毒，则中毒者在近期都曾食用过同样的食物，且表现为相似的症状。

食物中毒的表现

　　食物中毒者常见症状是剧烈呕吐、腹泻，同时伴有腹部疼痛。食物中毒者常因上吐下泻而出现脱水症状，故必须给中毒者补充水分及电解质。

小贴士：沙门菌中毒的表现

沙门菌在外界环境中的生存能力较强，在水、牛乳及肉类食品中能生存几个月，其繁殖的最适温度为 37℃，与人体温度接近。乳及乳制品中的沙门菌经巴氏消毒或煮沸后会迅速死亡。

沙门菌中毒表现有胃肠型、伤寒型、败血症型三种，以急性胃肠炎表现为主，潜伏期一般为 12~24 小时，短则 2 小时，长则 2~3 天。前驱症状有恶心、头痛、全身乏力和发冷等。主要症状有呕吐、腹泻、腹痛，粪便为黄绿色水样便，有时带有脓血和黏液。中毒者通常会出现发热，体温为 38~40℃，严重者会出现寒战、惊厥、抽搐和昏迷。

食物中毒的紧急救治

催吐　如果是在 1~2 小时内食用了导致中毒的食物，可以采用催吐法。可用筷子、手指等刺激中毒者的咽喉，引发呕吐。

导泻　如果食用导致中毒的食物已经超过 2 小时，且中毒者精神尚可，可以服用泻药促使中毒食物尽快排出体外。

如果中毒情况较为严重，建议立即拨打 120 急救电话或尽快将中毒者送至医院治疗。

酒精能够通过胃黏膜吸收入血，故应尽量减少其吸收。对于意识清醒的中毒者可以进行催吐。如果中毒者意识不清，施救者应确保其气道通畅，可将中毒者摆放为平卧位，使其头偏向一侧，及时清除口腔内的分泌物和异物（如义齿），防止窒息。酒精能使全身毛细血管扩张，散热增加，故应注意为中毒者保暖。

在做好上述事项的同时，施救者应该立即拨打 120 急救电话或应尽快将中毒者送至医院治疗。

毒蕈中毒

毒蕈又称毒蘑菇，已知的毒蕈有百余种，由于形状及外观与可食野生草蘑相似，故常被误认作可食野生草蘑采食而致中毒。毒蕈的外观大多色彩鲜艳，但也不完全如此，云南等地即使经验丰富的山民也会判断失误，故对于无识别毒蕈经验者在野外不要擅自采摘蘑菇食用。毒蕈所含毒素随种类不同而异，每种毒素的毒性和毒理作用各不相同。目前毒性较强的毒素主要有鹅膏肽类毒素（毒肽、毒伞肽）、鹅膏毒蝇碱等。

毒蕈中毒的分型 毒素经消化道入血后会对相应器官产生毒理作用，常分为以下六种类型。

胃肠炎型：是最常见的中毒类型，误食中毒后 10 分钟至 6 小时发病。主要表现为急性恶心、呕吐、腹痛、水样腹泻，一般病程短、恢复较快，预后较好，致死性不高。

神经精神型：中毒潜伏期较短，通常误食后 15 分钟至 2 小时发病。主要表现为多涎、流泪、出汗、腹痛、腹泻、恶心、呕吐、共济失调、精神错乱、头晕、兴奋，并常伴有心搏缓慢等。

溶血型：潜伏期为 30 分钟至 3 小时，主要表现为恶心、呕吐、腹痛等胃肠症状。部分患者可出现头痛症状，1~2 天后可出现急性贫血、血红蛋白尿、急性肾损害，最后可因肝肾严重受损以及心力衰竭而死亡。

急性肝损害型：潜伏期为 6~12 小时，一般情况下症状进展相对缓慢，6~12 小时后才出现恶心、呕吐、腹痛、腹泻等胃肠症状，也可在 20 小时后才出现中毒症状。胃肠期过后，症状消失，近似康复，1~2 天内无明显症状，之后可重新出现腹痛、血样腹泻等症状，病情迅速恶化，毒素经消化道吸收进入肝脏后可引发肝功能异常、黄疸，最后导致肾、心、肺、脑等多器官功能衰竭，5~8 天死亡。

急性肾衰竭型：潜伏期为 8~12 小时，表现为呕吐、腹泻、腹痛等胃肠症状，少尿或无尿，肝功能轻度或中度受损，肝转氨酶升高约为正常上限的 15 倍，肾损害严重，生化指标表现为血肌酐和尿素氮升高。

横纹肌溶解型：潜伏期为 10 分钟至 1 小时，最初表现为胃肠症状，并出现乏力感，24 小时后出现明显的全身乏力、肌肉痉挛性疼痛，明显的腰背痛、肌肉酸痛、胸闷、心悸、呼吸急促，少尿或无尿，尿液为血尿或肌红蛋白尿，呈酱油色，生化指标表现为肌酸激酶急剧升高。

毒蕈中毒的紧急救治　家属或周围人初步判断中毒者为毒蕈中毒后，应该立即拨打 120 急救电话。在等待急救人员到达现场的过程中，施救者应该让中毒者大量饮水并催吐，以减少毒素的吸收。对于已经昏迷的中毒者则不可强行喂水或催吐，而是应该注意为其保温。

中毒的
紧急救治和预防

中毒的紧急救治原则

首先应阻止或减缓毒物的吸收，去除未被吸收的毒物，减少毒物对人体的伤害。

对于吸入性中毒　应该立即脱离现场，呼吸新鲜空气，保持气道通畅，及时清除气道分泌物。

对于接触性中毒　应该立即脱离接触，清理已经沾染的毒物。

对于食入性中毒　应该立即采取洗胃、催吐、导泻、利尿等方法排出毒物。

常用的解毒剂

服用沉淀剂　用鞣酸、浓茶水，能够使生物碱沉淀，减缓毒物的吸收。

服用吸附剂和保护剂　活性炭是良好的吸附剂；因对食管、胃肠道黏膜具有刺激、腐蚀作用的有毒物质中毒时，可以应用保护剂，如植物油、牛奶、生蛋清液、豆浆、淀粉糊等。

应用通用解毒剂　可以将活性炭、鞣酸、氧化镁按照2∶1∶1的比例混合。急救时，可将1~3小匙混合物加约200mL水让中毒者口服。适用于中毒物质不明者、不能立即进行洗胃者或者欲催吐者。

常用的解毒方法

清除皮肤毒物　施救者应该迅速带中毒者离开中毒现场，脱去其被污染的衣物，用温水反复冲洗中毒者的身体，清除其皮肤上的中毒物质。如为碱性物质中毒，可用醋酸或酸性果汁冲洗；如为酸性物质中毒，可用小苏打水、肥皂水冲洗。

清除眼内毒物　施救者应该迅速用生理盐水或清水冲洗中毒者眼睛5~10分钟。

吸入毒物的急救　施救者应该迅速带中毒者脱离中毒现场，移至空气新鲜的地方，在条件允许的情况下可为中毒者吸氧。

食入毒物的急救　催吐，用手指、羽毛、筷子、压舌板触摸中毒者的咽部，帮助其将毒物吐出。对于食用腐蚀性毒物的中毒者，可灌入生蛋清液、稠米汤、淀粉糊、牛奶等，这样做可以保护胃肠黏膜、延缓毒物吸收。对于意识清醒者，越快洗胃效果越好，但洗胃只能在医生的指导下进行。

 对于服用强酸、强碱中毒者；意识不清、抽搐、惊厥者；患有严重食管静脉曲张、溃疡的患者，禁忌催吐。

中毒的预防

★妥善收好家庭中的有毒物质。药品应该使用专门的药箱收纳并上锁，每次服完药后应立即将剩余药品收好。强酸和强碱（如洁厕剂和管道疏通剂）应该放到儿童够不到的地方。

★不要用空饮料瓶等装有毒物质。

★服药时要认真核对药品包装上的标签，确保所服药物是正确的、剂量是合适的。

★不采摘、不食用、不触碰有毒有害物质。

★在可能接触有毒有害物质时，需要穿长衣裤、戴帽子、戴口罩，避免手、足、头部皮肤与毒物直接接触。

★一旦接触有毒有害物质，应尽早脱离中毒环境，及时清洗。

★施救者应该保持冷静，对中毒者进行初步评估，移除危险源，不要让中毒者再次接触毒物。

第八篇

出血、骨折和转运

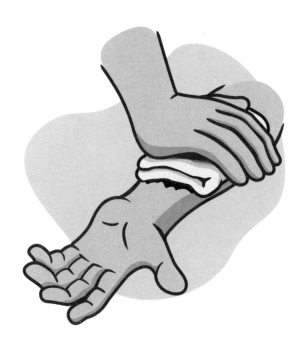

什么是出血

出血的分类

出血是创伤后的主要临床表现之一，小的伤口只要简单包扎即可止血，但是较大、较深的伤口如果包扎方法不当则很难止血，患者会因失血过多而危及生命。

根据损伤的血管类型，出血可分为动脉出血、静脉出血和毛细血管出血。

动脉出血　一旦动脉受损，出血呈喷射状，呈鲜红色。大动脉出血可导致循环血容量快速下降。

静脉出血　一旦大静脉受损，血液也会大量涌出，呈暗红色。

毛细血管出血　一旦毛细血管受损，开始时出血速度比较快，呈鲜红色，但出血量一般不大。毛细血管破裂可导致皮下瘀血。

出血的临床表现

轻度失血　失血量占全身血容量的 20%（成人失血量<800mL）时，可出现轻度休克症状，如口渴、面色苍白、冷汗淋漓、皮肤湿冷、脉搏快而弱。

中度失血　失血量占全身血容量的 20%~40%（成人失血量约 800~1 600mL）时，可出现中度休克症状，如呼吸急促、烦躁不安，脉搏可达每分钟 120 次以上。

重度失血　失血量占全身血容量的 40%（成人失血量>1 600mL），可出现重度休克症状，如表情淡漠、脉搏细弱，甚至测不到血压。

常用的
止血方法

及时、有效的止血往往是抢救伤者生命的关键。常用的止血方法主要包括直接压迫止血法、指压止血法、止血带止血法、填塞止血法和加压包扎止血法。

直接压迫止血法

直接压迫伤口是最常见的止血方法。具体操作方法如下：施救者简单清理伤者的伤口后，用足够大的敷料压在伤处，抬高伤肢，持续压迫以达到止血的目的。

指压止血法

指压止血法是近心端血管压迫止血法，适用于头部以及四肢出血的止血。具体操作方法如下：施救者简单清理伤者的伤口后，找到动脉压迫点，用拇指将伤口的供血动脉压向骨骼，力度要适中，以不出血为度。针对四肢的出血，应同时抬高患肢 10~15 分钟。

头顶部出血的止血　施救者用拇指或示指按压伤侧耳前颞浅动脉即可止血。

面部出血的止血　施救者用拇指或示指按压伤侧下颌角前的凹陷处即可止血。

颈部出血的止血　施救者用拇指将伤侧颈总动脉向后、向内按压即可止血。

上肢出血的止血　施救者用拇指按压伤侧桡动脉/肱动脉搏动处即可止血。

下肢出血的止血　施救者用双手拇指重叠用力按压大腿根部腹股沟的股动脉搏动处即可止血。

手腕出血的止血　施救者同时按压桡动脉和尺动脉即可止血。

止血带止血法

当四肢大血管损伤，无法用指压止血法以及加压包扎止血法控制出血，以致伤者存在生命危险时，可使用止血带止血。此方法仅适用于四肢动脉大出血。具体操作方法如下：施救者先在伤者拟绑止血带的部位垫一层软布，止血带应该绑在伤口的近心端，如果是上臂/大腿部位出血，则止血带应绑在上臂/大腿上 1/3 部位。施救者应认真记录绑止血带的时间，并用醒目的红色字体标记在止血带附近，每隔 45~60 分钟放松止血带 2~3 分钟，放松时施救者可用指压止血法为伤者继续止血。

填塞止血法

是一种用消毒材料填塞在伤口内起到压迫止血的方法，也可用棉垫等填塞在出血的伤口内，再将伤口加压包扎好，适用于伤口部位较深的出血。

加压包扎止血法

加压包扎止血法适用于全身各部位的出血，可以在采用指压止血法的基础上施行，进一步加强止血效果。施救者用无菌敷料或者干净的毛巾等包扎出血部位，通过对出血部位施加压力以达到止血的目的。具体操作方法如下：对伤口进行简单清理后用足够大的无菌敷料或者干净的毛巾等覆盖伤口，之后用绷带、三角巾等进行加压包扎。包扎后应重点检查肢体末端的血液循环情况，如包扎过紧影响血液循环，则应重新包扎。

扫描二维码观看
外伤出血应
急止血方法

如何进行止血包扎

常见的止血材料 敷料、创可贴、绷带、三角巾等。当身边找不到专业救护用品时可以就地取材，用毛巾、手绢、衣服的布料、领带、丝巾等代替。

包扎前 施救者应充分暴露伤者的伤口，在暴露伤口时，如伤者的衣服已粘在伤口上，不要强行撕下，必要时可将伤口周围的衣服剪开，然后再进行包扎。

小贴士：**包扎前如何处理伤口**

表浅伤口的处理 伤口周围可用肥皂水（有条件时可使用生理盐水）擦洗或用 75% 的酒精消毒后进行包扎。

较深伤口的处理 用双氧水冲洗伤口后进行包扎。

包扎时 常用的包扎方法包括"8"字包扎法、螺旋包扎法、环形包扎法、"人"字包扎法、悬臂包扎法。动作要轻柔、迅速、准确，包扎应牢靠、松紧适宜；尽量用无菌敷料接触伤口。注意不要乱用外用药，不要随便取出伤口内的异物。四肢部位的包扎要露出指（趾）末端，以便随时观察伤者末梢血运情况。

小贴士：包扎伤口的注意事项

采用三角巾包扎 角要拉紧、边要固定，对准敷料，打结要避开伤口。

采用绷带包扎 要从远心端缠向近心端，绷带圈与圈之间应重叠 1/2 或 2/3，绷带头要固定好。

特别提醒

绷带的缠绕方向应是从内向外，由下至上，从远端至近端，开始和结束时均要重复缠绕一圈以固定，打结，扣针应该固定在伤口上部，肢体的外侧。包扎时应注意松紧适度，不可过紧或过松，以不妨碍血液循环为宜。包扎肢体时不得遮盖指（趾）末端，以便随时观察末梢血液循环情况、检查远端动脉搏动情况、触摸手脚有否发凉等，如果发现指（趾）末端血运受影响，要及时松解并重新包扎。

什么是骨折

骨折的分类

开放性骨折 发生开放性骨折时，骨折的断端可刺破皮肤表面，断端暴露在骨折处的皮肤外；或在骨折部位有开放性伤口，伤口有较高的感染风险。

闭合性骨折 发生闭合性骨折时，伤口处的皮肤完整无缺，然而因骨头错位/不固定，断端可能损害附近的组织和血管而导致内出血。

稳定骨折 虽然发生骨折，但骨折的断端仍在原位置并未错位，这类骨折引发出血或进一步损害的风险较低，只需要进行对症处理即可。

不稳定骨折 骨折断端因错位或肌肉收缩很容易发生移动，有损伤周围血管、神经和器官的危险，要小心处置以防进一步损害。

如何判断是否发生骨折

★骨折部位畸形、肿胀或存在瘀伤。

★感到疼痛或活动困难。

★肢体变短、弯曲或扭曲。

★移动时骨头有粗糙的摩擦感。

★患者出现休克迹象，特别是股骨或骨盆骨折时。

★肢体正常活动困难或完全无法活动。

★有伤口，特别是骨折的断端突出于伤口。

 特别提醒 我国55~64岁人群发生骨折的概率是青年人的5倍多，位居所有年龄段的首位，这是该年龄段人群骨密度大幅下降导致的。

骨折的固定

骨折是较为常见的创伤，在现场抢救中，如果遇到危及生命的严重外伤，如颅脑损伤、胸外伤、血气胸、内出血等，不可忙于处理骨折，这时最重要的是维护生命。此时的紧急救护重点如下。

对于大出血患者，应该立即止血，如用手压或者用绳带、止血带包扎等。

对于呼吸不畅的患者，应保持气道通畅，如吸痰、用手抠出患者口咽堵塞物、用仰头举颏法开放气道等。

对于呼吸心搏骤停的患者，施救者要对其进行心肺复苏。

只有在患者生命得以维持、病情稳定后才应该着手处理骨折问题，千万不可因小失大。

对于确定或疑似骨折的患者，经过上述处理后，应该在事故现场对骨折部位进行简单有效的固定，主要是为了防止骨折断端活动刺伤血管、神经等周围组织而造成继发性损伤。固定骨折部位可以减轻患者的痛苦，避免合并症的发生，便于后续的患者转运。

常用的固定材料

包括头部固定器、颈托、脊椎板、躯干夹板。在没有专业急救物品时，施救者可使用树枝、竹竿、木棍、木板、门板、棉垫、衣服、毛巾等对伤者进行固定。固定夹板的绷带可用破旧的衣服、撕成条状的床单代替。若找不到固定材料，施救者也可将患者受伤的上肢绑在其胸部或将受伤的下肢绑在对侧健肢上。

骨折固定的原则

先止血，后包扎，再固定；夹板长短与肢体长短对称；骨性突起部位要加垫；先固定骨折上下端，再固定上下两个关节；四肢固定时露出指（趾）尖。

小贴士：**骨折固定时需要注意的问题**

1. 固定用的夹板不应直接接触皮肤。在固定时可用纱布、三角巾、毛巾、衣物等软材料垫在夹板和肢体之间，特别是夹板两端、关节、骨性突起部位和间隙部位，可适当加厚垫，以免引起皮肤磨损或局部组织压迫坏死。

2. 在处理开放性骨折时，局部要进行清洁和消毒处理，用纱布将伤口包好，严禁把暴露在伤口外的骨折断端送回伤口内，以免造成伤口污染以及再度刺伤血管和神经。

3. 对于大腿、小腿、脊椎骨折的伤者，一般应就地固定，不要随意移动伤者，不要盲目复位，以免加重损伤。

4. 骨折固定所用的夹板长度与宽度要与骨折肢体相称，其长度一般应以超过骨折部位上下两个关节为宜。

5. 固定、捆绑的松紧度要适宜，过松达不到固定的目的，过紧则会影响血液循环，导致肢体坏死。固定四肢时，要将指（趾）端露出，以便随时观察肢体血液循环情况。如发现伤者指（趾）端发白、发冷、麻木、疼痛、肿胀、甲床青紫，说明固定、捆绑过紧，血液循环不畅，应立即松开，重新包扎固定。

6. 对四肢骨折固定时，应先捆绑骨折断端的近端，后捆绑骨折断端的远端。如捆绑次序颠倒，则会导致再度错位。上肢固定时，肢体要屈着绑（屈肘状）；下肢固定时，肢体要伸直绑。

扫描二维码观看

骨折的
急救措施

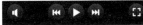

全身主要部位
骨折的紧急救治

面 部 骨 折

面部骨折通常由猛烈冲击造成，主要风险在于血液、唾液或肿胀的组织阻塞气道导致呼吸困难。如果患者头面部疼痛、肿胀、变形，讲话困难、呼吸困难，鼻腔或耳内有清澈的液体或血液流出，应怀疑为面部骨折。面部骨折固定风险较大，因此急救时通常需要施救者将患者头部抬高，无须过多包扎，在头部两侧放枕头等物品防止患者头部晃动即可。

锁 骨 骨 折

施救者帮助患者取坐位，患者受伤一侧的手臂斜放于胸前，用另一只手托住自己受伤侧的肘部。施救者用三角巾支撑患者受伤侧的手臂或用绷带在患者的背后进行"8"字固定。施救者可以在患者受伤手臂和躯干之间放置一些软垫，使其感到更舒适。送医过程中患者应保持坐位。

肩胛骨骨折

施救者帮助患者取坐位，在患者的腋下放一块棉垫，患者将患侧的手臂朝向另一侧肩膀斜放于胸前，施救者用三角巾将患者的患侧前臂悬吊于胸前；也可用丁字夹板放置在患者背后的肩胛骨上，骨折处垫上棉垫，然后用三角巾绕肩两周，在夹板上打结，夹板端用三角巾固定好。施救者可在患者手臂和胸部之间放置软垫，使患者感到更舒适。送医过程中患者应保持坐位。

上 臂 骨 折

施救者帮助患者取坐位，把从肩峰至肘尖的衬垫夹板放在患者上臂的内外侧，用绷带进行螺旋形包扎，再把患者的伤侧上肢肘关节屈曲90°贴于胸前，最后将患者的前臂用三角巾悬吊在其胸前。

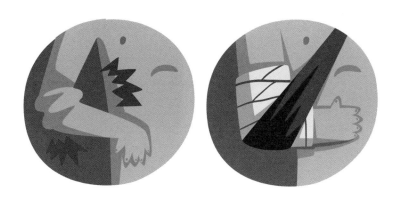

患者可以将前臂水平放置在胸前舒适位置，施救者将患者的上臂用皮带或布带固定在其胸部，用布带将前臂悬吊于胸前；或施救者将患者伤侧衣襟剪一个小口，向外上反折，托起患者的前臂，将其扣于第一颗或第二颗纽扣上固定。施救者可在患者受伤手臂和身体间放置软垫，使患者感到更舒适。送医过程中患者应保持坐位。

前 臂 骨 折

施救者帮助患者取坐位，患者固定并扶住受伤的前臂，将其横在胸前。施救者先用一块从肘关节至手掌长度的衬垫夹板放在患者前臂上下两侧，以绷带或布条缠绕固定，要注意露出患者的手指指端，以利于观察末梢血运情况；患者肘关节屈曲90°，施救者用三角巾把患者的前臂悬吊于胸前。

肋 骨 骨 折

单根单发的肋骨骨折，因为有上下相邻肋骨的辅助固定，一般不需要特殊处理。多根多处肋骨骨折的患者，可能形成"连枷胸"，在吸气时受伤部位胸壁下陷，呼气时受伤部位鼓起，这种反常呼吸会引发呼吸困难。较低位置的肋骨骨折可能损伤内脏，如肝、脾，造成内出血。对初步判断为肋骨骨折的患者，施救者可用宽大的毛巾环周包裹患者胸部固定。

如果患者深呼吸时局部有疼痛感、呈异常呼吸，可以初步判断为肋骨骨折。

骨 盆 骨 折

骨盆骨折通常由汽车撞击、高空坠落或挤压伤等导致，可能伴有骨盆内器官和组织的损伤，可导致休克。初步判断为骨盆骨折时，施救者应使患者平躺，患者的头部应该放平或放低以降低休克的风险，双下肢屈曲。施救者可用宽大的毛巾稍用力环周包裹患者骨盆部位，在患者双膝内侧及双侧内踝间放置软枕或棉垫，将患者双下肢捆缚在一起并固定足部和踝部。

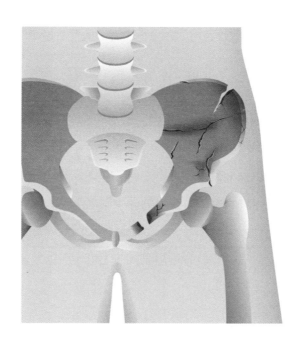

特别提醒

如果患者存在以下表现，可以初步判断为骨盆骨折：虽然腿部并未受伤，但患者不能行走，甚至不能站立；患者的臀部、腹股沟和背部有疼痛和触痛，活动后加剧；患者排尿困难或疼痛，衣物上有血污；患者有休克和内出血的症状。

大 腿 骨 折

大腿骨折即股骨骨折，是一种非常严重的损伤。股骨的断端可能刺穿主要血管，引起大量失血，导致休克。初步判断为股骨骨折时，施救者应使患者平躺，并轻轻拉直患者的腿，将夹板放在患者受伤肢体的内外两侧，外侧夹板长度上至腋窝，下至脚跟，内侧夹板较短，放置至大腿根部；在患者的关节处垫好棉垫，然后用6~7条绷带扎紧固定。如现场无夹板可用，施救者可将患者的伤肢与对侧下肢并排摆正，用三角巾缠绕固定。在拉直伤肢时，如果患者感到疼痛感增加，应该立即停止。在急救人员到达现场前施救者应该注意为患者保暖。

特别提醒

股骨又名大腿骨、髀骨，是人体最长的管状骨。上端以股骨头与髋臼构成髋关节，下端与髌骨、胫骨上端构成膝关节，支撑全身体重。

小 腿 骨 折

小腿骨折包括胫骨骨折和腓骨骨折。初步判断为小腿骨折时，施救者应使患者平躺，并轻轻固定患者的伤腿。施救者可用两块由大腿至足跟的长夹板分别放于患者小腿的内外侧；或仅用一块夹板放于患者大腿、小腿外侧，然后以绷带缠绕固定。在无固定材料的情况下，施救者可将患者的伤肢与对侧下肢伸直、并拢，两腿之间垫上棉垫、衣服等，然后用布带扎紧固定。

骨折的
常见合并症

创 口 感 染

开放性骨折易合并感染，可发生化脓性骨髓炎、蜂窝织炎、败血症、破伤风与气性坏疽等。一旦发生感染，不仅会导致骨不连，有时还会有生命危险。施救者在现场不要对患者的开放性骨折部位进行处理，仅以清洁的敷料包扎即可，到医院后再由医生及时进行清创并使用抗生素以预防和控制感染。

血 管 损 伤

邻近骨折断端的大血管可被刺破或受到压迫，引起肢体血液循环障碍，如肱骨髁上骨折可损伤肱动脉；锁骨骨折可损伤锁骨下动脉。重要的动脉损伤可危及生命，引起肢体坏死或缺血挛缩，重要的静脉损伤也可造成严重的后果。

伤口搏动性出血，或局部有搏动性血肿迅速扩大，并伴有明显的肿痛；肢体远侧血管摸不到搏动或搏动很微弱，骨折部位温度低，皮肤颜色苍白。对可疑动脉损伤的患者要进行加压包扎，之后迅速转运到医院。

神 经 损 伤

对于骨折的患者，施救者应检查其患肢的运动和感觉情况，判断患者有无神经损伤。如肱骨干骨折，可造成桡神经损伤；桡骨远端骨折，可造成正中神经损伤；腓骨颈骨折，可造成腓总神经损伤。怀疑以上部位骨折时，施救者不可在不明情况时勉强复位，只可适当固定，防止二次损伤，待患者转运到医院后再由医生进行进一步处理。

特别提醒 胫骨与腓骨是人体小腿部的骨骼。胫骨较粗壮，位于内侧，是主要的承重骨；腓骨较细，位于外侧，作为肌肉、韧带的附着点，辅助承重。

缺血性挛缩

这种情况多发生在胫骨、腓骨骨折及尺骨、桡骨骨折等情况下。造成肌肉缺血性挛缩的原因很多，部分是由于夹板或石膏固定过紧，影响静脉回流和动脉血供所致；部分是由于动脉受压、血管破裂、血栓形成和血管痉挛所致。

缺血性挛缩早期表现为动脉搏动减弱或消失，肢体呈屈曲状，无法自主伸直，被动活动也受到限制并可引起疼痛，表现为肢体麻木、发冷或胀痛。如不及时处理缺血性挛缩，患者的肌肉将逐渐坏死，形成瘢痕挛缩。

对于缺血性挛缩的预防，主要是夹板或石膏不可固定过紧，如果发现固定远端血运障碍（皮肤苍白、发冷、疼痛、动脉搏动消失），应立即松解，否则后果严重。

内 脏 损 伤

如骨盆骨折，骨折断端可刺破膀胱、尿道和直肠；肋骨骨折，骨折断端可刺破胸膜和肺，引起血气胸。对于内脏损伤，要优先进行紧急处理，待患者全身情况允许时再处理骨折。

脂 肪 栓 塞

比较少见，一般认为骨折和手法复位后骨髓腔内脂肪进入破裂的血管内，可引起肺或脑的脂肪栓塞。脂肪栓塞尚无特效疗法，应注意预防，急救时要妥善进行骨折固定，复位时手法要轻柔，包扎压力不可过大。已经发生脂肪栓塞者，应迅速采取综合性治疗措施。

外伤患者的转运

应依据伤者不同的伤情灵活选用现场转运方法，否则会引起伤者不适甚至造成二次伤害。

转 运 要 求

转运前应先进行初步的急救处理；转运时要根据伤情灵活选用不同的转运工具和转运方法；按伤情不同，注意伤者的转运体位，搬抬伤者的动作要轻柔而迅速，避免震动，尽量减少伤者的痛苦，并争取在短时间内将伤者送往医院进行抢救。

就 地 取 材

在没有担架的情况下，可采用简易的工具代替担架，如椅子、门板、毯子、大衣、竹竿或梯子等。

常用的转运方法

主要包括单人转运法、背负法、多人转运法以及三人同侧法。

转运的注意事项

1. 移动伤者时，首先应检查伤者的头、颈、胸、腹和四肢是否有损伤，如果有损伤，应先进行急救处理，再根据不同的伤势选择不同的转运方法。

2. 伤情严重、路途遥远的伤者，要做好途中护理，密切注意伤者的神志、呼吸、脉搏以及伤势变化。

3. 上止血带的伤者，要记录上止血带和放松止血带的时间。

4. 对于颈椎损伤的伤者，施救者在搬动伤者时应特别小心，要保持伤者的头颈部与躯干成一条直线。常规使用颈托固定伤者的头部、颈部，防止骨折移位压迫颈髓，造成更加严重的损伤。如果手边没有颈托，可以两肩作为支撑，施救者在伤者颈部两侧填塞大量棉花，用两块能弯曲的厚纸制作成夹板，按正常人的头部形状弯曲成适当曲度放在患者头部两侧，在患者颈下放一卷毛巾，以固定头部、肩部及背部。

5. 转运脊椎骨折的伤者时，不仅要保持伤者躯干固定，还要保持其头部固定，避免移动，同时要注意伤者的体位，不能随意将伤者的四肢抬起就走。对于胸腰椎损伤的伤者，宜三人一起平托伤者，一人抬伤者的肩部，一人抬伤者的腰部，一人抬伤者的下肢，同时用力抬起，将伤者抬到担架上。

6. 用担架转运伤者时，一般伤者的头略高于脚，休克的伤者则要脚略高于头。行进时应该使伤者的脚在前，头在后，以便观察伤者的情况。

7. 用汽车等交通工具运送伤者时，床位要固定，防止起动、刹车时的晃动使伤者再度受伤。

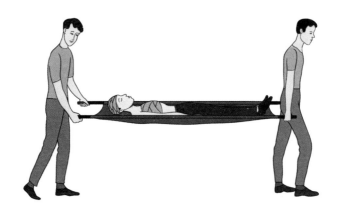

小贴士：常用的担架

软布担架　是院前急救中常用的一种担架类型，重量轻，有安全捆带可以固定患者的上身、腰部、脚部，适用于非骨折患者上下楼梯或狭窄环境搬运。

铲式担架　是院前急救中常用的一种担架类型，适用于运送骨折患者。由左右两片铝合金板组成，可以在不移动患者的情况下将两块板插入患者身下，扣合后抬起，可以有效减少在搬运过程中对患者造成的二次伤害。

附　录

应该如何
拨打120急救电话

　　120是我国的急救电话，目前在大部分城市、区县已经开通120急救专线，全天24小时均有专人接听，接到电话后可以立刻派出就近的救护车、急救人员。拨打120是向急救中心呼救的最简便、快捷的方式。那么，应该如何拨打120急救电话呢?

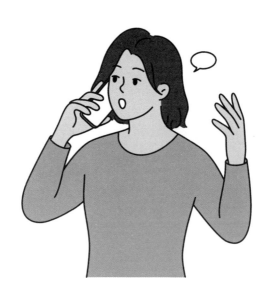

哪些情况需要拨打120急救电话

"紧急""突发""不适合自行就医"是拨打120急救电话的三个关键词，以下情况均可拨打120急救电话，如果紧急情况引发猝死则要同时进行有效的心肺复苏。

★突发心脏病，症状为胸闷、胸痛、心慌、气喘、呼吸困难等。

★突发休克或虚脱，症状为大汗淋漓、面色苍白、脉搏弱、血压下降等。

★突发脑血管疾病，症状为意识障碍、昏迷、肢体活动障碍、偏瘫、言语不清、面瘫等。

★意外伤害，如电击伤、严重失血和骨折、大面积烧烫伤等。

★孕妇突然大出血或破水。

小贴士：哪些情况需要去急诊就诊

出现以下情况，应立即到医院急诊就诊，以免贻误治疗时机。

★各种原因引起的心律失常，心跳每分钟在120次以上或60次以下，或者心跳节律不齐，忽快忽慢。

★高热惊厥、休克、抽搐。

★急性中毒，如药物中毒、食物中毒。

★呼吸困难及食管异物。

★急性剧烈腹痛，如急性阑尾炎、肠梗阻等。

★急性损伤，如骨折、切割伤。

★严重的腹泻、呕吐。

注意等候接听，不要挂断后反复拨打

当您拨打120急救电话时，会听到不断重复的提示，如"您好！这里是120急救中心，请不要挂机，我们会尽快为您服务"，此时说明电话已接通，需要您耐心等待，120接警系统会为您的呼入电话自动排队等候，此时可以将电话设为免提，一听到接线员呼唤就马上应答。

如遇"座席忙"的语音提醒，请耐心等待，不要挂断电话，此时挂断电话重新拨打就需要重新排队，等待的时间会更长。

特别
提醒
拨打120急救电话是免费的，但使用救护车需要付费，具体收费标准通常由省市级别的医疗管理部门、物价部门共同制定。

报警人应保持镇定

120是救命线，是生命线。急救更是一项与时间赛跑的工作，许多人在拨打120急救电话时往往会手足慌乱，情绪激动，这种情况下反而不能和接线员进行有效沟通。大家在拨打120急救电话时，一定要沉着冷静，切勿慌张，一定要用简单易懂的词语来描述当下的情况，以确保接线员能尽快了解您的情况，及时提供紧急救助。

拨打120急救电话时要说清楚三个关键词——地址、数量和患者病情

首先，地址要明确。120会根据您的报警位置安排就近医院的急救车出车救援。如果患者是在独自一人的情况下拨打120急救电话，可以将手机设置为免提，在电话接通时大声报告自己的姓名、电话号码，准确告知接线员目前自己所在的详细地址（包括具体的街道、小区、楼号、门牌号等）。在公共场所发生需要紧急救治的情况而患者又对周围环境不够熟悉时，则要告知接线员自己周围的标志性建筑物，如周围酒店、商场的名称等，以便急救人员尽快找到您。当患者在野外呼救时，应向接线员尽量清楚地描述自己所在的方位，以便急救人员及时赶到。当患者在高速公路上，则应向接线员讲清楚自己正在往哪个方向行驶。在条件允许的情况下，要尽量请他人到接车地址等待救护车到来并指引急救人员到患者所在地进行救治。

其次，描述患者的数量。若是成批伤者或中毒患者，报

警人应说清楚事故缘由，如楼房倒塌、交通事故、高处坠落伤、刀刺伤、毒气泄漏、食物中毒等，并报告伤患的大致数量，以便 120 急救中心及时调派增援救护车辆、报告相关公安部门或消防救援部门并通知医院救援人员。如遇灾害事件，报警人要告知接线员灾害的性质、涉及范围、伤亡人数、目前的救援状况，切记不要匆忙挂断电话。

最后，描述患者病情，包括患者的意识状态，是否存在头痛、腹痛、呕血、眩晕、外伤等情况，是否已经采取了一些必要的急救措施，以及患者的性别、年龄、既往病史等。

小贴士：拨打 120 急救电话示例

您好，我在 XXX 市 XXX 区 XXX 街道 XXX 小区 XXX 栋 XXX 单元 XXX 房间，我的电话是 136XXXXXXXX，这里有人突发 XXX，性别 X，年龄 XX 岁，病因是 XXX，症状是 XXX，既往有 XXX 病史（或无任何疾病史）。

等待急救人员到达的时间可以做什么

1. 急救人员出车后会与报警人联系，进一步核对地址并进行必要的自救指导，报警人应保持电话畅通，避免占线，随时接听急救人员问路或医疗指导的电话。

2.在条件允许的情况下，报警人应派人到与急救人员约好的地点接车，看到救护车后举手示意，接应救护车。如果是路人拨打 120 急救电话，应留守至急救人员到达患者身边后再离开。若在 20 分钟内救护车仍未出现，或者救护车并未与报警人联系，报警人可再次拨打 120 急救电话。

特别提醒

交通事故等突发事件的急救电话大多是路人拨打的，报警人一定要留在原地，为 120 准确指引事发地点，为患者赢得抢救时间。如果报警人对患者情况了解有限，则可以真实、详细地描述患者的现状，等待急救人员到达。

3.不要随意移动患者，避免引发二次伤害。很多人为了快速得到救治，会选择将患者搀扶到路口，但是这种方法存在很大的风险。需要紧急救治的患者往往病情复杂，一旦移动可能导致病情恶化，甚至出现生命危险，造成不可弥补的遗憾，所以尽量不要移动患者。

4.提前做好患者周围物品的清理和搬运准备。如果患者需要搬运，而其所处的地点是无电梯的楼房，报警人应尽量提前清理楼道、走廊，移除影响患者搬运的杂物，疏通救援通道，方便急救人员和担架快速通行。

5.随时关注患者的病情变化。时间就是生命，要时刻关注者的病情变化，可以通过拍打双肩、大声呼唤患者的方式判断患者有无意识；通过观察其胸廓起伏等方法判断是否能够自主呼吸，必要时还应该检查患者的颈动脉有无搏动。一旦出现呼吸心搏骤停，应该立即对其进行心肺复苏。如果患者无意识，有心跳、呼吸，可将其头偏向一侧。如患者发生呕吐，应该及时清理呕吐物。在条件允许的情况下，还应关注患者的血压、脉搏和血糖等状况。对于外伤断肢的伤者，要同时注意保护离断的肢体。

6. 安抚和照护患者。如果患者的病情没有危及生命，则家人应留在患者身边，尽量给予其精神上的安慰，并对其进行必要的照顾，耐心等待救护车的到来。

小贴士：关于选择医院的问题

在急救人员接诊后，经过现场处置，往往还需要将患者送往医院进行进一步处理。此时患者或家属就会面临选择就诊医院的问题。在这个问题上，应该从两方面考量，首先是根据就近原则选择医院，其次是根据诊疗特色选择医院。首先，应该优先选择距离患者比较近的医院，其次，如果两家医院的距离差不多，则应该根据患者的病情选择更适合的医院。从这里可以看出，就近原则是选择医院的最重要考量因素，因为对于需要紧急救治的患者而言，时间就是生命。

7.准备好患者及随车家属的身份证、医保卡、手机、银行卡等重要物品；携带既往病历资料及常用药物，或及时将患者既往病情告知急救人员。如果时间允许，还可以准备一些患者的日常用品，如纸巾、湿巾、尿壶、便盆、水杯等。

危急时刻，请记得拨打120急救电话。掌握120拨打细节，让120调度员尽快了解尽可能多的信息，以便对患者的病情作出准确判断，合理派出救护车、急救人员，为需要抢救的患者争取更多时间，让患者得到及时、有效的救援。

120急救电话是生命线，其通话的畅通直接关系到需要紧急救治者的生命安全。大家只有在遇到急危重症患者或突发事件导致人员伤亡的情况下才应该拨打120急救电话。

然而在实际生活中，存在出于好奇或好玩而拨打120急救电话的情况，导致有限的医疗资源被占用、被浪费，使真正需要紧急救治的患者得不到及时有效的救援，延误救治时间。

因此，在没有需要的时候一定不要拨打120急救电话，要时刻记得这是很多人的生命线，一个人的无心之举可能剥夺其他人的生命。同时，我们也要向家人、孩子普及拨打120急救电话的相关知识，把紧缺的急救医疗资源留给最需要的人。

如何正确
使用创可贴

　　创可贴是一种用途广泛的医疗用品，其主要作用是止血、保护伤口和促进愈合。在创可贴的使用过程中，有如下事项需要特别注意。

准 备 工 作

　　先用温水和肥皂清洁伤口，并用干净的毛巾轻轻擦干。如果伤口中有异物，需要使用生理盐水将伤口冲洗干净。必要的情况下，可以在伤口周围适当涂抹抗生素软膏以预防感染。

　　在打开创可贴包装前，需要确保双手是清洁的，创可贴的包装是完整的，这样可以降低伤口感染的可能性。打开创可贴包装，轻轻撕下创可贴的背纸，将创可贴从背纸上剥离。

覆 盖 伤 口

　　将创可贴贴在干净的伤口上，确保伤口被完全覆盖。创可贴应该紧贴皮肤，不要留有空隙，以防细菌进入伤口。创可贴在粘贴的时候应该保持平整，不要起皱或松动。

更 换 时 机

通常情况下应该每天更换一次创可贴或根据具体情况酌情增加更换的次数。如果创可贴变湿或变脏，应立即更换。

注 意 观 察

在使用创可贴的过程中，应注意观察伤口是否存在感染迹象，如红肿、渗液、发出异味。如果出现上述症状，应尽快就医。

小贴士：**使用创可贴的注意事项**

1. 创可贴只适用于小的、浅表的切口或擦伤，伤口长度不应超过创可贴的覆盖范围。对于较大或较深的伤口、感染的伤口、存在异物的伤口、烧烫伤伤口、动物咬伤的伤口，并不适合使用创可贴。

2. 创可贴不可缠得太紧，否则会导致血液循环不畅，轻则伤口处肿胀，重则可能导致肢端坏死。

3. 如果对创可贴中的材料过敏，可考虑使用其他类型的敷料。

家庭常备急救物品

★ 无菌纱布

★ 吸水性敷料

★ 三角巾

★ 医用胶带

★ 弹力绷带

★ 创可贴

★ 消毒垫巾

★ 消毒棉签

★ 消毒湿巾

★ 一次性手套

★ 医用口罩

★ 护目镜

★ 碘伏和酒精

★ 无菌生理盐水

★ 冷敷包

★ 剪刀和镊子

★ 安全别针和绷带夹

55检